■ 目錄

選擇花精 P.01
使用花精 P.02
會談選花表 P.03
選擇花精紀錄 ....P.04 － 07
靈擺選花表 ....P.09 － 15
分類 60 組 ....P.17 － 65

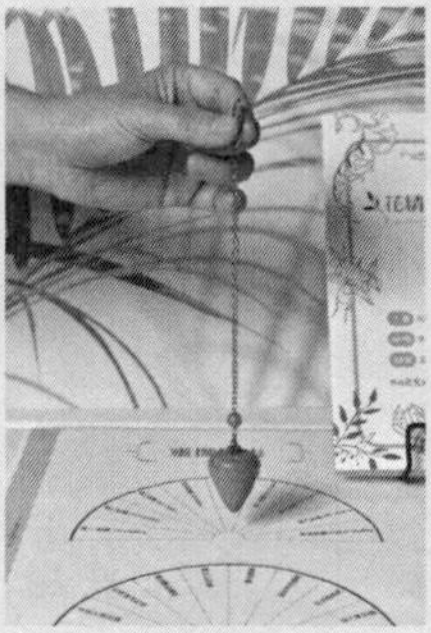

建立自己的花精百寶箱

使用花精一陣子請記錄自己或個案服務常用主題的 30~50 種花精，爲自己挑出最有用、重要且熟悉的主題花精，遇到有相似狀況的情境，就可以立即開箱選取對應的花精來使用。

花精之友推廣的花精與精素有來自世界五大洲的 11 個系列的 500 個世界花精與精素，別冊提供了會談表、靈擺表，與 60 組的花精分類，協助花友們方便從對應的情緒、情境與脈輪主題或花語說明來挑選花精 。

直覺選花	用途：可與自己直覺互動對話。 適合：已熟悉花精圖片或花語、想避免頭腦干擾的人。
花語選花	用途：對於自己的狀況有足夠了解，可參考別冊的分類。 適合：喜歡閱讀，透過製作者書寫風格與說明來挑選。
花卡選花	用途：花卡可作爲暫時療癒用途。 適合：視覺型直覺的人、藝術家與藝術治療合併使用。
靈擺選花	用途：平日常用靈擺作爲療癒或確認工具的人。 適合：已熟悉花精圖片或花語，想避免頭腦干擾的人。
肌測選花	用途：想要確認身體與能量體狀況、TEK 療程。 適合：已熟悉花精圖片或花語，想避免頭腦干擾的人。
機器選花	用途：想要確認身體與能量體狀況。 適合：需要有數據確認自己身心狀況的人。
會談選花	用途：增加覺察與情緒辨識適合。 適合：需要藉由說話互動，從中得到靈感更能瞭解自己。

■ 使用花精圖示

詳細使用說明請參考《花精之友應用手帖 2》17-21 頁

舌下使用	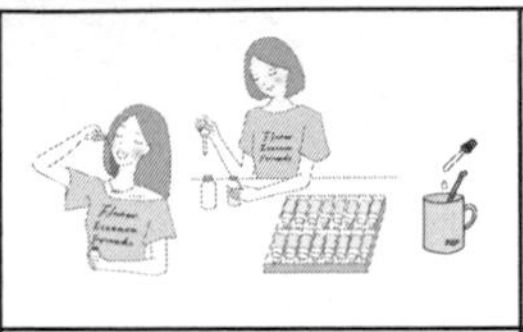	花精可以原瓶或稀釋舌下使用，或是加入飲水稀釋，也可以加入其他飲料一起使用。
泡澡使用 皮膚外用	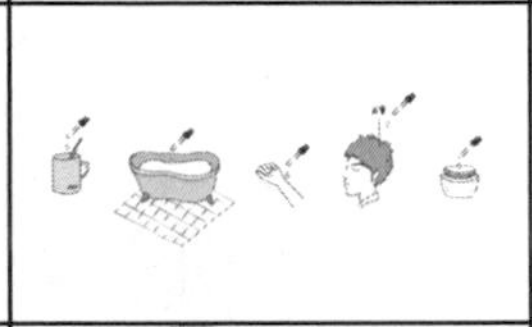	可以將花精滴在皮膚或穴位點上，也可將花精加入常用的乳霜或精油，或滴入泡澡或泡腳水中。
身體氣場噴霧	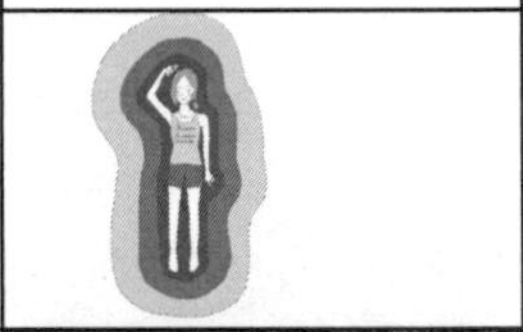	花精噴霧可隨身攜帶，很適合身體周圍保護或是清理空間中的負面能量。
精素項鍊	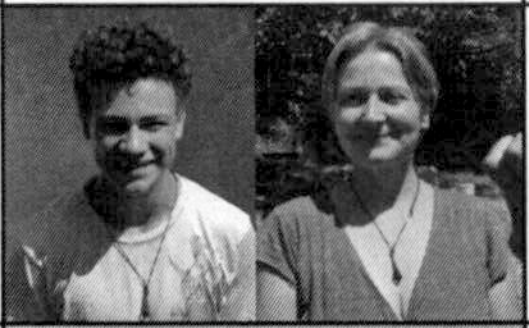	可像飾品那樣貼身配戴，可以使你的能量場有更高振動，並且具備抵抗與保護能量。
風水調整 自然環境調整 遠距祝福 遠距祝福	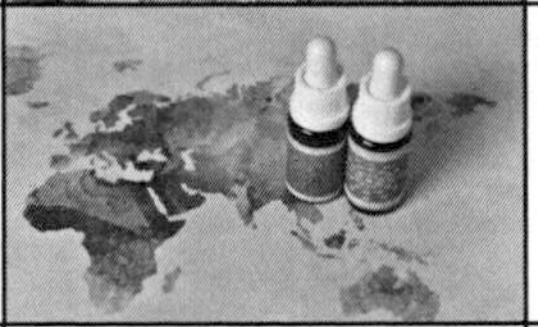	將花精及精素放在桌上、展示架或自然環境中來調整該處的能量狀態，也可以放在地圖上遠距傳送祝福能量。
其他	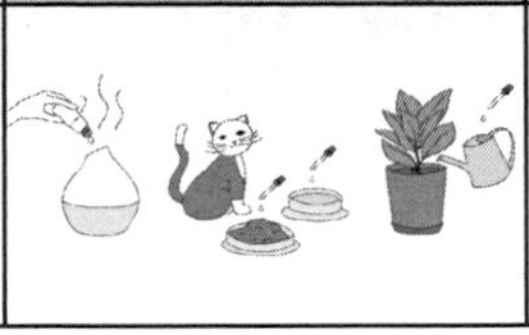	提供日常物品的能量清理與支持，動物與植物也可使用。洗衣、熨衣或睡前滴上花精都是日常的使用方式。

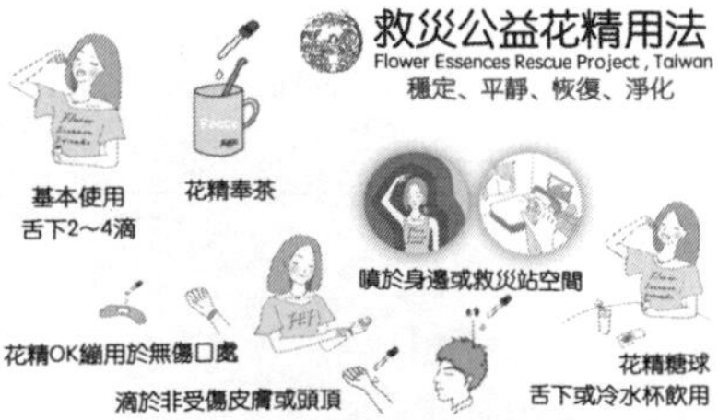

34公益索取救難站

【雙北】
- Verna 0955-982772 (古亭&新店)
- Melodie 0916-566683 (內湖)
- 黃文綺 0918-512328 (松山)
- Victor 0989-427588 (大同)
- 王韻惠 0921-892275 (台北景美)
- Susan 0988-733393 (中正&三重)
- 食在自在 02-23632178 (土城)
- Lydia 0972872558 (板橋)
- 祁芳伃 0921-479676 (板橋)
- 林沂霏 0905-687194 (永和)
- 黃宮文 0966-096591 (中和)
- 林曉薇 0937-186893 (新店)
- 卞士勝 0975-180689 (新店)
- June 0963-304615 (深坑)
- Isabelle 0929-690109 (基隆)

【北部】
- Monique 0916-926662 (桃園平鎮)
- Shin 0960-385385 (桃園大園)
- 涂正匀 0916-392532 (桃園楊梅)
- 曾蘭安 0911-112326 (新竹)

【中部】
- 塔 拉 0939-806928(台中西區)
- 泛蘊亞 04-2463337 (台中西屯)
- Melissa 0921-765456 (台中南屯)
- Fiona 0972-752890 (台中西屯)
- 植癒心言所 千雅 0935-158868 (台中北屯)
- 陳家怡 0965-235801 (南投)
- 簡妙珊 0937-258688 (南投)

【南部】
- Jenny 0901-308275 (嘉義)
- paulalala 0975-701997 (台南)
- 姿瑜 0986-152221 (高雄仁武)
- 楊婇琳 0929-650490 (高雄鼓山)

【東部】
- Patty 03-8311058 (花蓮市)
- 黎悠 0919-134626 (花蓮鳳山)
- Joseph 0981-164-788 (花蓮秀林)
- Iris 0932-213347 (台東市)

索取背景：遭遇地震、重大災難、戰爭、弱勢家庭、疫情間醫護支援

■ 會談選花

會談是挑選巴哈花精的傳統療癒方式，讓一層層經年累月所累積起來的負面情緒如剝洋蔥般揭露 ，並以當下所發現的情緒與議題來挑選花精。在逐次更深層的討論中，直到你發現了自己生命原型的類型花精，表示了此生你來到地球可以專注學習的人生課題。

身體觀察	·家族是否有重複的健康狀況？ ·你的童年跟成年後的身體狀況如何？ ·自己出生過程是困難或是順利的？ ·會常抽煙、喝酒或喝咖啡或吃甜食嗎？ ·有女性經前症候群、或正處在更年期情況嗎？ ·過去是否曾經動手術或遭受意外？ ·目前使用的藥品或營養補充？
個性與情緒觀察	·你的情緒是穩定滿足的嗎，請描述你的情緒：想哭、沮喪、不耐煩、疑惑、起伏等等的感覺。 ·選出最能描述自己的關鍵字，例如：有耐心、喜歡獨處或需要陪伴。請盡可能誠實，好或壞的部分都可寫出來，也可以另外詢問身邊信任的人的意見作爲補充。
生活方式觀察	·你覺得生活充滿活力嗎？家裡與工作如何搭配，是否有帶來哪些生活的壓力？ ·一天當中你感覺最好跟不好的時間是如何的？
人際關係觀察	·請寫下你與母親、父親、伴侶、小孩或毛小孩、主管或同事等的關係如何？
經歷觀察	·過去有經歷過驚嚇、創傷、失去親友的事件嗎？ ·
靈性觀察	·目前你對生命感到開心嗎？若不是，請描述原因或感受，例如：感覺空虛、不知道方向、對信念有疑惑或破滅。

花精會談紀錄

/ 身體觀察 /

/ 個性與情緒觀察 /

/ 生活方式觀察 /

/ 人際關係觀察 /

/ 經歷觀察 /

/ 靈性觀察 /

選擇花精紀錄

/ 單一或複合品牌 /

/ 選用主題或脈輪 /

/ 選花內容 /

/ 建議使用多久、每天使用頻率與滴數 /

/ 其他建議 /

花精會談紀錄

/ 身體觀察 /

/ 個性與情緒觀察 /

/ 生活方式觀察 /

/ 人際關係觀察 /

/ 經歷觀察 /

/ 靈性觀察 /

選擇花精紀錄

/ 單一或複合品牌 /

/ 選用主題或脈輪 /

/ 選花內容 /

/ 建議使用多久、每天使用頻率與滴數 /

/ 其他建議 /

花精之友
應用別冊

靈擺選花

◆ 環境準備

建議選擇使用自然材料，例如：金屬、石頭與木頭的靈擺，檢測時注意身體姿勢不要左右手腳交叉，讓身體與腦袋放鬆，減少事先預設或強烈期待的影響。我們邀請資深夥伴塔拉老師分享幾點她在工作前如何清理與校正靈擺能量。

◆ 靈擺能量歸零與校準

首先建立靈擺檢測時的神聖空間，可以運用四句零極限「對不起、請原諒我、我愛你、謝謝你」，或者運用祈禱句或是靜心搭配正念呼吸，來讓自己的身心靈完全的合一；接著跟著以下靈擺校對步驟，來清理與高我連結的障礙或干擾，提升你與指導靈連結的力度。

1. 我（說出名字）邀請指導靈與高我（或是信任的神祇），來協助今天的工作。
2. 帶著意識聲明：讓神聖存有能量的指導靈與高我，獲准進入我的能量場。
3. 接著使用以下幾句來校對，同時讓靈擺順時針轉動幾分鐘，依照直覺決定何時停止。

請指導靈淨化我，並最高限度地清理掉負面能量。
請指導靈提升我的生命力功能到 100%（參考靈擺表 2）。
請指導靈將我的身體氣場的振動頻率，調整到最佳狀態。

4. 最後聲明：將過去不適合的連結都釋放掉，以達到圓滿至高至善的福祉。

就可以開始用後面的靈擺表來選出花精。

＊選花結束後請記得淨化靈擺，
可使用「清理主題」的花精或是照射太陽等等的方式。

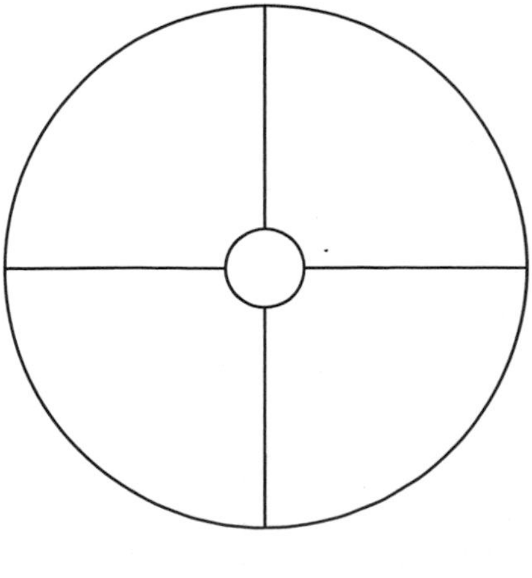

01

確認「是否」的靈擺表

可以設定上下擺為「是」的答案，左右擺為「否」，也能依照你的習慣有其他設定。
例句：我可以與這個靈擺一起工作來為自己選出花精，設定上下擺代表「是、可以」。

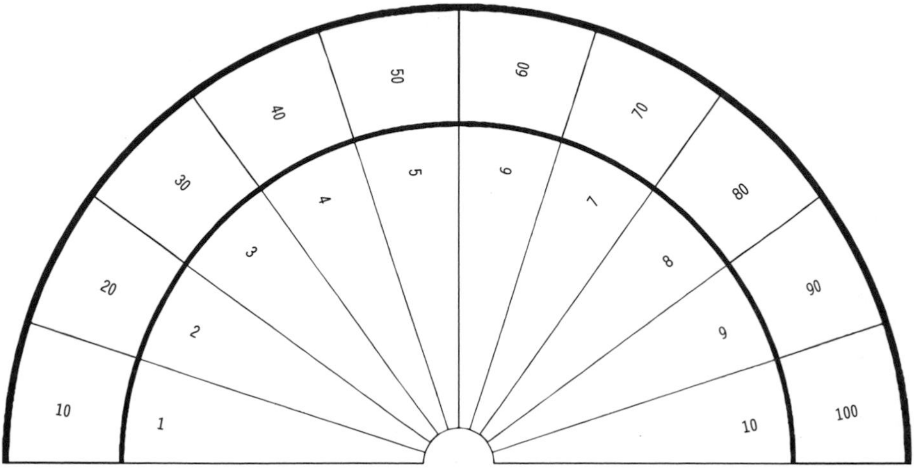

02 確認「數字」的靈擺表

例句：我的生命力功能目前達到的數字為多少？這瓶花精需要使用幾天或幾週？

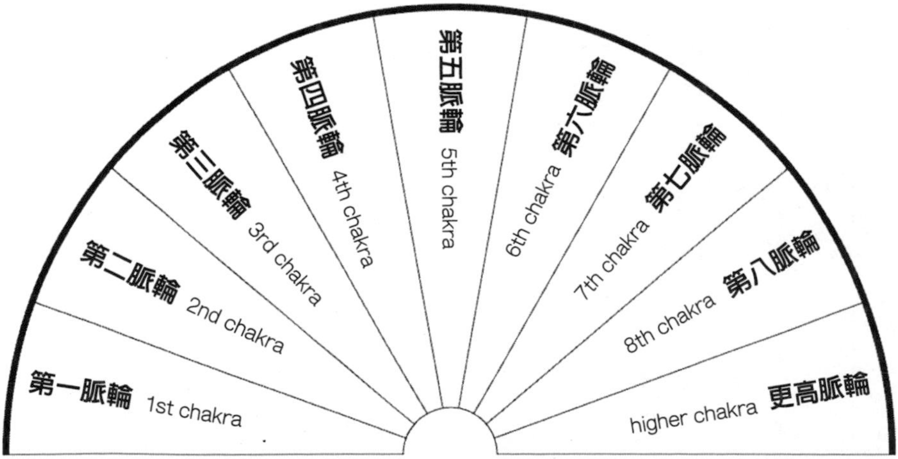

03 確認「脈輪」的靈擺表

例句：個案需要使用花精來調整的是那一個脈輪？

花精之友

應用別冊

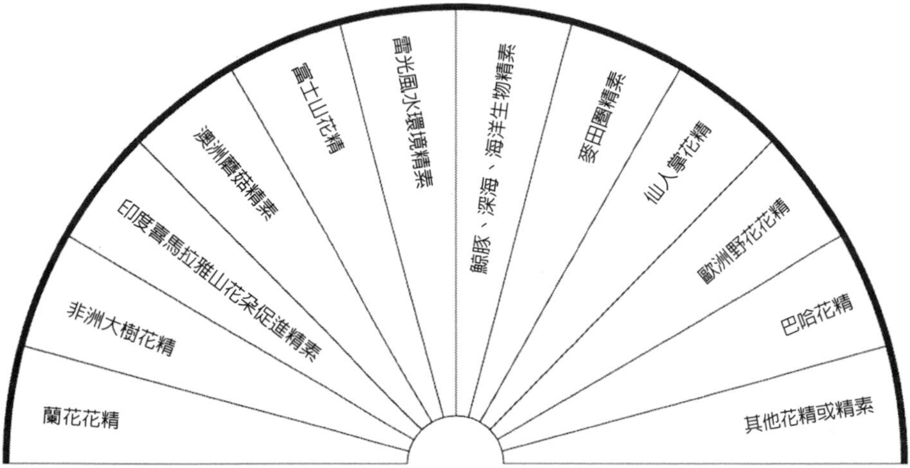

04 確認「品牌」的靈擺表

例句：針對目前的困擾議題，我需要使用那一個牌子的花精？

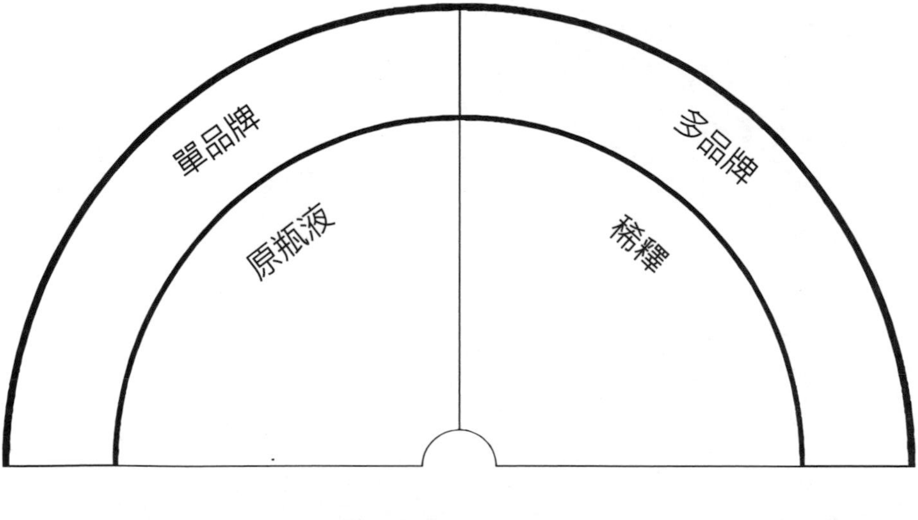

05 確認「使用方式」的靈擺表

例句：我所需要的花精是搭配單品牌或多品牌？選出的花精要使用原液或可以稀釋？

花精之友

應用別冊

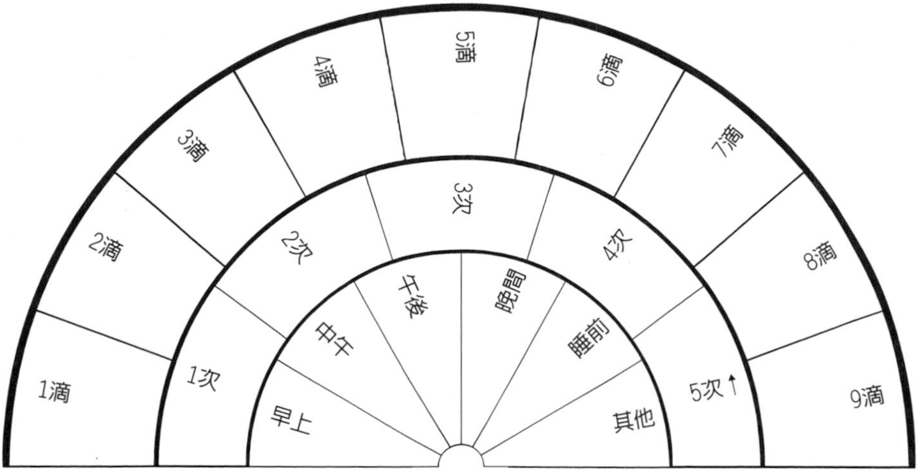

06 確認「使用頻率」的靈擺表

例句：這個稀釋瓶每天應該使用幾次、每次使用幾滴？這個花精一日之間要何時使用？

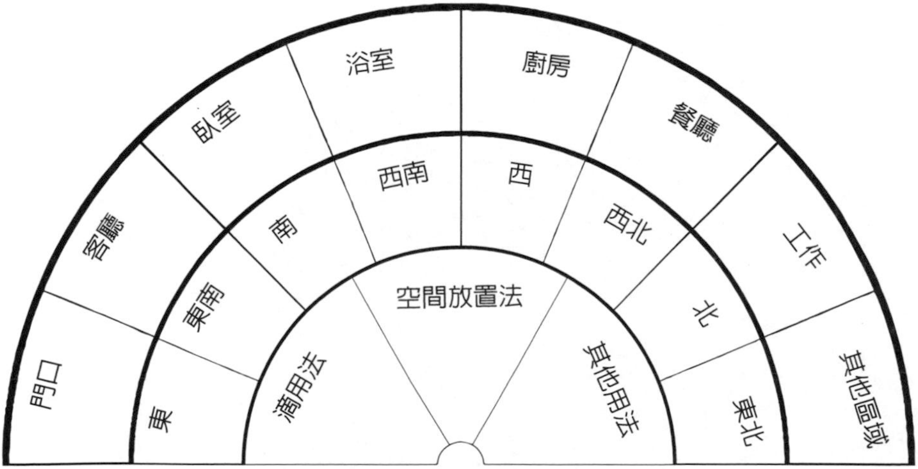

07 確認「風水調整」的靈擺表

例句：我的住家最應該調整能量的房間是哪一個？

這瓶麥田圈精素可以放在辦公室那個方位有最佳效果？這瓶雷光精素的風水調整用法是那一種？

（其它用法可依照靈感補充，例如滴入小杯子放在角落、放一盆滴入精素的水栽植物等等）

花精之友

應用別冊

60組花精分類查詢

情緒		
1	放棄、絕望、悲傷，需要平靜	18頁
2	憤怒、焦躁、頑固，需要穩定與彈性	18頁
3	懷疑、無法信任，需要決心	19頁
4	行動緩慢 、無神，需要精神	19頁
5	孤獨、寂寞、空虛，想要自由與愛	20頁
6	活在過去、自責，能夠放下與釋放	20頁
7	軟弱、沒有信心，需要自信與勇氣	21頁
8	不滿、批評，需要接納	22頁
9	恐懼、擔心、害怕，需要勇氣	22頁

生活主題					
10	情緒照顧	23頁	19	年老	31頁
11	身體照顧	24頁	20	美麗	31頁
12	心靈議題	26頁	21	星象	32頁
13	冥想議題	28頁	22	旅行	32頁
14	夢與靈感	29頁	23	上癮	33頁
15	順流、當下	29頁	24	電磁波	33頁
16	表達、溝通	30頁	25	月亮週期	33頁
17	邊界	30頁	26	有害環境都市	34頁
18	運動競賽	30頁	27	自然神靈、薩滿、動植物	35頁

常用情境		
28	緊急救援	36頁
29	豐盛、成功、幸運	36頁
30	轉化蛻變	37頁
31	生命方向	38頁
32	清理淨化	39頁
33	睡眠	40頁
34	疲倦、放鬆	41頁
35	保護防禦	42頁
36	陰影議題	43頁
37	創傷、業力	44頁
38	活力、動力	45頁
39	學習、閱讀	46頁
40	工作	47頁
41	創意、專注	48頁
42	臨終、喪禮	48頁

角色		
43	人際關係	49頁
44	團體衝突	51頁
45	伴侶關係與性	52頁
46	男性、陽性、父系	53頁
47	女性、陰性、母系	53頁
48	家族與祖先	54頁
49	親子、兒童、內在小孩	54頁
50	療癒師、助人者	56頁
51	領導者	56頁

脈輪		
52	第1脈輪	56頁
53	第2脈輪	58頁
54	第3脈輪	59頁
55	第4脈輪	60頁
56	第5脈輪	62頁
57	第6脈輪	62頁
58	第7脈輪	63頁
59	第8脈輪	63頁
60	更高脈輪	64頁

01 放棄、絕望、悲傷、需要平靜

放棄、絕望、悲傷、需要平靜	品牌	花名	手帖 1	手帖 2
有信心確認新的計畫跟開始，找到過去成功模式，面對未來困境的生存。	蘭花	New Beginnings 從新開始		62
維持正向樂觀的心理狀態。	蘭花	Positive Outcome 正向成果	40	
信任久病的身體會康復。	非洲	African Wild Olive 非洲野橄欖	63	
平衡驚嚇、恐懼和創傷，很棒的安撫花精，重整回到生活軌道。	非洲	Cherrywood 櫻桃樹	63	
協助無法深入內在傷痛與失落的人，給予時間釋放。	蘑菇	Sorrow 釋放悲傷	77	
讓悲傷遠離，用光與愛全然地面對生命，重新發現喜悅的感受。	仙人掌	Joyful Opuntia 喜悅		137
提供你勇氣與能量，擺脫破壞性的悲傷情緒，療癒第 4 脈輪。	野花	Borage 琉璃苣		138
處在一種停滯狀態時，堅持下去，在困境中有重新開始的希望與能量。	巴哈	Gorse 荊豆 / 金雀花	103	143
有時沮喪與壓抑情緒或缺乏能量時，可以帶來穩定與溫暖的新能量。	巴哈	Mustard 芥末	105	145
經歷過心靈悲傷或驚嚇，心中像有一片烏雲，覺得需要安慰時。	巴哈	Star of Bethlehem 伯利恆之星 / 聖星百合	106	147
處於生命最黑暗時能仍生存下來。	巴哈	Sweet Chestnut 甜栗花	107	147
自覺是命運受害者，有自憐與怨恨的情緒。	巴哈	Willow 柳樹	108	149

02 憤怒、焦躁、頑固、需要穩定與彈性

憤怒、焦躁、頑固、需要穩定與彈性	品牌	花名	手帖 1	手帖 2
順應生命之流，化解限制、苦澀和憤怒的感覺。	非洲	Spike Thorn 荊棘樹	65	
舒緩煩躁，讓想法平靜下來，帶來安心，整合日常生活的靈性體驗。	野花	Chamomile 洋甘菊		139
陷入衝突時，加深你對人類之間關係的理解，也願意與他人交流。	巴哈	Holly 冬青	103	144
不體諒、急躁或輕率的情緒，能夠更冷靜與正向地去對待他人。	巴哈	Impatiens 鳳仙花	104	145
幫助你學會調控熱切之心與傳送寬容的能量，讓彼此都可以自由。	巴哈	Vervain 馬鞭草	107	148
有嚴格道德紀律，不容易妥協，感覺僵硬時。	巴哈	Rock Water 岩泉水	106	147

懷疑、無法信任，需要決心	品牌	花名	手帖 1	手帖 2
對慢性疾病的不安與壓力，提供堅毅、力量和保護。	非洲	African Wild Olive 非洲野橄欖	63	
勇氣和信心，專注清晰，改善猶豫不決和拖延。	非洲	Wild Peach 野桃樹	66	
因爲你有做出了選擇，才成爲了如今的你。	雷光	選擇		110
替解決不了的難題帶來解答。	雷光	際		110
幫助人的專注，激發直覺力不需他人認可才能做出決定。	巴哈	Cerato 水蕨 / 紫金蓮	101	141
當受到悲觀與自我懷疑影響時，帶來希望、勇氣與樂觀。	巴哈	Gentian 龍膽	103	143
在兩種選擇之間猶豫時，爲內心帶來和諧與清晰，確定要走的道路。	巴哈	Scleranthus 線球草	106	147
協助尋找生命意義、工作與人生夥伴時感到迷惑的人。	巴哈	Wild Oat 野燕麥	108	149

03

懷疑、無法信任，需要決心

行動緩慢 、無神，需要精神	品牌	花名	手帖 1	手帖 2
陷入過多責任的泥淖而停滯，想要脫離刻板困乏的生活。	蘭花	Serendipity 意外珍寶	46	
覺察自己，一直以來都是把焦點放在哪裡。	雷光	焦點		109
準備向前踏出一步時、卻因爲某些原因與藉口而感到困難。	雷光	斬		108
享受與完整情感展現，豐富的內在喜悅感。	海洋	Blenny 鳚		122
在內在不想被療癒時、感覺虛弱、沒有力量，負起健全的責任感。	野花	Self Heal 自遇花		140
愛作白日夢的人，可喚醒身體的穩定感，轉化爲活在當下的活力。	巴哈	Clematis 鐵線蓮	102	142
擺脫疲憊與昏沈，在虛弱或有壓力時可帶來新動力。	巴哈	Centaury 矢車菊	101	141
沒有活力、早上懶洋洋、事情沒有進度時喚醒你的精神與活力。	巴哈	Hornbeam 鵝耳櫟 / 角樹	104	144
聚集力量，激發出內在力量， 給感到完全疲憊的人。	巴哈	Olive 橄欖	105	146
生活中提不起興致，協助重拾新的快樂，重新投入生活。	巴哈	Wild Rose 野玫瑰	66	149

04

行動緩慢 、無神，需要精神

05

孤獨、寂寞、空虛，想要自由與愛

孤獨、寂寞、空虛，想要自由與愛	品牌	花名	手帖 1	手帖 2
帶來深度連結和歸屬感，提供滋養和支持，調適離婚或親友逝世的變。	非洲	Milkwood 牛奶樹	64	
展開自己並擁抱未知的。神秘。支持有同理心、高敏感老靈魂。	非洲	Myrsine Mystery Tree 密花樹		73
冥想與千里眼之能力，改善注意力不集中和方向感，降低孤立疏離感。	喜馬	Clarity 清晰	70	
合一與身心靈的統合，降低分離孤立與低微的感覺。	喜馬	Flight 奔放煥發	70	
當處於孤獨、四面楚歌、絕望境地時，能放下所有一切，單單只是存在。	雷光	獨標	91	
幫助人處在黑暗時期的寂寞，協助家庭與團體的動態關係。	海洋	Angel Fish 天使魚		122
針對佔有欲與無條件的愛，尊重其他人的自由與個體性，保護彼此的愛。	巴哈	Chicory 菊苣	102	142
想尋求其他人的認可、想成爲焦點的時候。	巴哈	Heather 石楠	103	144
容易激動與易怒的人，更冷靜與正向地去對待他人。	巴哈	Impatiens 鳳仙花	104	145
喜歡隱居、害怕跟別人接觸、不喜歡表現自己的人。	巴哈	Water Violet 水菫	107	148

06

活在過去、自責，能夠放下與釋放

活在過去、自責，能夠放下與釋放	品牌	花名	手帖 1	手帖 2
處理深層的自責羞愧感。	蘭花	Redemption Dream 清償之夢	43	
重生、釋放情緒上對過去的依附。	喜馬	Renaissance 文藝復興	73	
一如往常的每一天，平凡當中的覺察。	雷光	夏田	92	
存在著愛，就沒有評判，了解自身所受的責罰，一覽無遺。	雷光	無裁		111
淨化過去的創傷與受傷記憶，放掉內心舊有包袱。	海洋	Bearded fireworm 鬍鬚螢火蟲		123
讓舊回憶可被過濾清除，放下老舊包袱的能量。	海洋	Sponge 海綿		125
克服無止盡的自我批判，享受讚美，接受他人的眞實樣貌。	仙人掌	Blueberry Cactus 藍莓		136
放下過去的悲傷、痛苦與失去，看到未來還有新的機會。	巴哈	Honeysuckle 忍冬	103	144
消除內疚感，免於自虐與責備，或因爲完美主義而令自己窒息。	巴哈	Pine 松樹	105	146

軟弱、沒有信心，需要自信與勇氣	品牌	花名	手帖 1	手帖 2
慶賀自己獨特的個性，不要被人們的投射和期待所影響。	蘭花	Just Me 就是我	35	
被他人意見左右，移除討好他人，做回眞正的自己。	非洲	Black Bark/ Bladder Nut 黑皮樹	63	
自卑焦慮嫉妒，感覺不足的匱乏感，太過在意他人無法做自己。	富士山	自我肯定與認同	81	
協助對於外在的自卑感。	富士山	美麗與調身	83	
強化獨特性與自我價值，提升低自尊、個人力量與生命目標。	喜馬	Strength 力量	70	
帶出內在美，幫助不值、侷限、低微、渺小的感受。	喜馬	Hidden Spendour 隱蔽輝煌	73	
我做的決定，我自己負責，我是充滿可能的我完全信任自己。	雷光	在我	88	
保持原來的樣子就是一種完美，完美不是人爲造就而成。	雷光	這是最好的	97	
純淨無瑕的你啊，是沒有任何人可以玷汙的。	雷光	美麗之龍的心跳	98	
在有形之中歡喜成爲超越形體大小的自己，活出自己的形狀。	雷光	展		110
我將綻放屬於自己的光芒。	雷光	光我		112
克服虛弱、無助與無希望，正面看待自己參與團體。	仙人掌	Self-esteem Cactus 自尊		138
協助人際交流障礙或內向害羞的人，讓內在有安全感。	海洋	Starfish 海星		124
不再需要在衆人間讓自己隱形，在生活裡可有自己的位置。	深海	Ocean No.4 深海精素 4 號		126
不信任自己或害羞內向，發展自信跟個性，培養價值感與獨立。	野花	Buttercup 奶油杯毛茛		139
陷入受虐的奴性狀態，幫助你增強意志力與個性。	巴哈	Centaury 矢車菊	101	141
重建信心與安全感，整合衝突，願意再度嘗試去解決問題。	巴哈	Elm 榆樹	102	143
在不足中給予活力與能量，減輕責任的重責感。	巴哈	Gentian 龍膽	103	143
增強自信，知道自己能夠發揮天賦能力，可以認眞完成計畫。	巴哈	Larch 落葉松	104	145

08

不滿、批評，需要接納

不滿、批評，需要接納	品牌	花名	手帖 1	手帖 2
在當下活出自我無匱乏感。	非洲	Baobab 猴麵包樹	66	
在痛苦的事件中能夠客觀，寬恕他人或自己的所有過錯。	非洲	Hard Pear 硬梨樹	64	
敞開心房，原諒自己和他人。	喜馬	Gulaga Orchid 古拉伽之蘭	74	79
克服無止盡的自我批判，享受讚美，接受他人的真實樣貌。	仙人掌	Blueberry Cactus 藍莓		136
對於攻擊能量可以有更好的處理方式，並讓自己遠離那樣的能量。	仙人掌	Inner Cleansing cactus 內在清理		137
對噪音很敏感、很難忍受某些事情，培養寬容與慷慨氣度。	巴哈	Beech 櫸木	101	141
過度注意細節、碰到髒污會感到噁心或覺得害怕的人。	巴哈	Crab Apple 野生酸蘋果	102	143
感覺是命運受害者而自憐與怨恨，學習寬恕與生命責任感。	巴哈	Willow 柳樹	108	149

09

恐懼、擔心、害怕，需要勇氣

恐懼、擔心、害怕，需要勇氣	品牌	花名	手帖 1	手帖 2
去除腦中的擔憂，篩除想法中的垃圾，光明與清晰。	蘑菇	Fierce Love 熾熱之愛	76	
恐懼不過是一種幻象，你想要創造怎樣的世界。	雷光	集我放光	93	
對無力感到恐懼、對無力感到厭惡、對所有想抵抗無力的人。	雷光	無力		107
即使恐懼也不停下腳步，伴著恐懼前進。	雷光	千尋		107
更容易釋放恐懼和限制，溫和地打開心輪並充滿在無條件之愛中。	海洋	Dolphin 海豚		120
知道情緒是生活的一部分，克服自己的恐懼，情緒的流動表達。	海洋	Blenny 鳚		122
能量上擺脫被感染的恐懼，在認命的氣氛中生出正向希望。	PHI	K9 非洲紅花		135
因擔憂與恐懼的黑暗感，讓心智能量清晰與提升希望。	仙人掌	Queen of the Night Cactus 夜后		137
提供勇氣與能量，擺脫破壞性的情緒，充滿勇氣與希望。	野花	Borage 琉璃苣		138
能量層面舒緩任何恐懼，釋放害怕的受限能量。	野花	German Garlic 德國大蒜		139
克服未知恐懼，例如對黑暗、對獨自的恐懼。	巴哈	Aspen 白楊	101	141

恐懼、擔心、害怕，需要勇氣	品牌	花名	手帖 1	手帖 2
壓力大到身體快承受不住，帶給你平靜、放鬆與寧靜。	巴哈	Cherry Plum 櫻桃李	102	142
過度敏感而對某些事物產生恐懼，克服對特定事物的恐懼。	巴哈	Mimulus 溝酸漿	104	145
消除對他人的擔憂，成爲強大的支持。	巴哈	Red Chestnut 紅栗花	105	146
用於處在極度恐懼的狀態時，讓頭腦保持冷靜與掌控好生活。	巴哈	Rock Rose 岩玫瑰	106	146

情緒照顧		品牌	花名	手帖 1	手帖 2
矛盾	處理牴觸或矛盾的拉力與挑戰。	蘭花	Being Within 在內心中		60
熱情	動感與熱情的感受，記得享受生命。	蘭花	Carnival 狂歡嘉年華	23	
靜謐	擁有靜謐喜悅、同時有清理心智與情緒的緊張和壓力的驚人效果。	蘭花	Happy Relief 快樂解脫	33	
武裝	放下心中的情緒武裝，喚醒 12 脈輪並打開 15 脈輪的宇宙秩序。	蘭花	Heart of Light 光之心	34	
嚴肅	有如彌勒佛的笑容，給過於嚴肅看待自己、卡在情緒中的人。	蘭花	Laughing Butterflies 微笑蝴蝶	37	
享受	感官享樂之舞的慶賀，再次跳舞吧。	蘭花	Party Time 歡樂時光	40	
堵塞	清理不必要的能量印記，消除情緒堵塞而引發的疲憊感。	蘭花	Revitalise 恢復活力	43	
喜樂	精力盎然的喜悅，湧出溫柔與幸福，在沮喪時使用。	蘭花	Rhododendron Brocade Plus 粉紅錦織杜鵑	44	
安穩	放縱歡樂之後適合使用，幫助情緒上的沮喪，給予安全感。	蘭花	Settling with a Smile 微笑放鬆	46	
滋養	愛與滋養自己，對失去至親的人及難以照顧自己的人。	蘭花	Unveiling Affection 打開愛	55	
柔軟	如基督意識的愛與奉獻，化解苦澀和憤怒。	非洲	Spike Thorn 荊棘樹	65	
愉悅	用於歡慶，是一支輕快愉悅的花精。	喜馬	Champagne 香檳	71	
快樂	激起由內而外散發的光輝與微笑，並放鬆我們的頭腦。	喜馬	Happiness 快樂	72	
歡喜	打開純然的歡喜心，生氣蓬勃的歡樂。	喜馬	Pink Primula 粉紅報春花	72	
平靜	打開內在通道、放鬆深入當下，接納生命原來的樣貌。	喜馬	Peace 平靜	74	
閃耀	擴展意識，輕鬆自在不費力，活在當下的喜悅與光彩	蘑菇	Radiant Light 閃耀之光	77	

10
情緒照顧

情緒照顧		品牌	花名	手帖 1	手帖 2
愛	慈愛是胸口無止境的延伸蔓延，溢出蘊含愛的目光。	雷光	慈愛水滴		106
中庸	用中庸冷靜澄澈眼光來觀看人間百態、風景、及道路。	雷光	剝		109
寧靜	端坐所有現象的背景之中，成爲這永恆寧靜的巨大。	雷光	不動		108
幽默	用幽默的心情看待困境，微笑是最好的藥方。	野花	Zinna 百日菊		140

11
身體照顧

身體照顧	品牌	花名	手帖 1	手帖 2
當太用頭腦與身體有距離時，舒緩忙碌一天的壓力。	蘭花	Carnival 狂歡嘉年華	23	
需要促進增強效果，疫情後時代帶來一種整體平靜感。	蘭花	Coming Alive 返回元氣		61
進入的靈性白光，流動的方向與脊椎同行。	蘭花	Core of Being 安在核心	27	
經絡點與能量出口，與身體的壓力模式有關。	蘭花	Sympathetic 交感	53	
協助第2和3輪的過度運作，提升低弱的自尊感。	蘭花	Sympathetic (P) 副交感	52	
調整身體框架，落地的能量流入內在，讓心的周圍更有空間 。	蘭花	Thoracic Alignment 挺胸調整	52	
協助視力清晰度和呼吸深度，及陰陽能量平衡。	蘭花	Ti Kouka 巨朱蕉	54	
讓身體的核心增加能量，退化中仍有毅力。	蘭花	Vital Lift 活力提升	57	
對腦部能量有強力影響，可刺激前額葉能量。	海洋	Brain Coral 腦珊瑚		122
對皮膚的過敏主題能量有影響。	海洋	Fire Coral 火珊瑚		122
運作在身體結構跟骨骼的能量，可創造出穩定的結構。	海洋	Hood Coral 萼柱珊瑚		123
協助皮膚能量的更新，支持身體結構。	海洋	Soft Coral 軟珊瑚		123
用於細胞結構與腦皮層的重生能量。	海洋	Transverse Coral 橫柔星珊瑚		123
協助各種關節區的能量，讓人更有覺察地步行。	海洋	Sea Cochlea 海蝸		124
與第五次元相連，DNA 可保存源頭的能量重生恢復。	海洋	Sperm Whale 抹香鯨		121
能量回歸到生命創造期間，DNA 融合後的第一個細胞信息。	深海	Ocean 15 深海		126

身體照顧	品牌	花名	手帖 1	手帖 2
上升的螺旋代表 DNA 重編組，進入到新能量的形式。	麥田圈	4 Julia Spiral 茱莉亞集合螺旋		132
在病毒如炸彈爆炸的情境時提供身體防禦強力能量。	麥田圈	81 Lands End Down 心毒去去走		132
運作在 DNA 可淨化被擾亂的訊息，適用於清理與活化能量點。	麥田圈	158 Formation in Marrocchi 淨化潛亂		133
完美的 PHI 神聖幾何，能量重生，讓 DNA 回到最初細胞訊息。	麥田圈	185 Mammendorf, D 神聖幾何		133
當被外部影響干擾到原始訊息，推進 DNA 與細胞覺察的精素。	麥田圈	195 Pentagramms 五角星群		133
影響所有脈輪、能量與 DNA，清理負面的恐懼與限制。	麥田圈	196 Kingweston 十二結構		133
補償身體上的能量弱點，對脈輪有正面的好處。	麥田圈	214 Potterne Field, nr. Devize 麥毒形		133
能量上擺脫被感染的恐懼，在認命氣氛中有正向希望。	PHI	K9 非洲紅花		135
幫助人接受與喜愛自己的投胎肉身。	仙人掌	Here and Now Cactus 當下此刻		136
移開身體的負面能量，對疲乏的皮膚傳遞愛。	仙人掌	Formation Cactus 塑造		136
透過皮膚來了解意識的深處，從內到外散發平靜。	仙人掌	Inside/Outside Cactus 內外		137
釋放負面模式，移除細胞意識的障礙並讓人新生。	仙人掌	Release Cactus 釋放		138
幫助人緩和緊張，釋放腹部緊張的壓力。	野花	Chamomile 洋甘菊		139
協助從事以手來療癒的工作。	野花	Orange Red Lily 橙色百合		140

身體照顧：花精霜	品牌	花名	手帖 1	手帖 2
呵護悲慟、喪志與絕望的人，增加安全感。	蘭花	天使保護傘身心霜		64
協助面對世界的自信。	蘭花	美麗蘭花保濕臉霜		64
用於能量堵塞處來按摩，有支持感。	PHI	Amazon Cream 亞馬遜解阻霜		116
帶來可愛、開心與淨化的益處。	PHI	Dolphin Cream 海豚精素展心霜		116
自然放鬆與和諧感，重見能量的平衡。	PHI	Lotus Cream 蓮花花精和諧霜		116
安撫緊急驚嚇、深層釋放。	PHI	RQ7 Emergency Cream 巴哈花精七花緊急救援霜		116
讓內在力量的發芽，有動力變得更健康。	PHI	Self Heal Cream 自遇花花精霜		116
滋養放鬆與陰性之美。	PHI	Venus Orchid Cream 金星蘭花滋養霜		116

心靈議題	品牌	花名	手帖 1	手帖 2
可增強脈輪與擴展冥想功效，修正脈輪的旋轉方向。	蘭花	Achord 錨定	21	
重大創傷療癒後，超越「成爲」而進入「存在狀態」。	蘭花	Celebration 慶典	23	
深刻與持久的寂靜，抵達內在之美的涅槃，安穩、落地且安在。	蘭花	Celestial Siren 天空美人鳥	24	
心的輕盈感，往頭頂之上流動的花托氣場，帶來新意識去散播愛。	蘭花	Celestial Triangle 天空三角	24	
內心進入更深層對所有生物的慈悲，喚醒內在的療癒者。	蘭花	Compassionate Heart 慈悲之心	26	
讓頂輪有完整經驗，找到上帝之語和創造的智慧。	蘭花	Crown of Consciousness 意識之冠	27	
內在神殿因此圓滿，靈魂便在愛中移動，通往終極的靈性合一。	蘭花	Heaven’s Gate 天堂門	34	
經驗眞正的平靜，最高靈性旅程階段。	蘭花	Inner Peace 內在平靜	35	
通往第 21 脈輪，帶有螢石療癒、觀音慈悲與神聖的陰性力量。	蘭花	Kuan Yin Fluorite 觀音螢石	36	
無條件之愛，愛的精細高頻振動，心與神性的直接連結。	蘭花	Love's Gift 愛的禮物	38	
清理歷代保存的負面潛意識，冥想、祈禱、婚禮或神聖儀式前使用。	蘭花	Purity of Soul 靈魂淨化	41	
邀請未來之光，協助垂直地擴展的意識。	蘭花	Pushing Back the Night 推走黑夜	41	
如光芒四射、尊貴與莊嚴的梵天，理解內在眞實的美。	蘭花	Serene Overview 寧靜之觀	46	
開啟陽性與活耀的磁力，調整頂輪智慧與靈性目標。	蘭花	Shiva’s Trident 濕婆三叉戟	48	
解放內在的小丑，以生命之舞全然地感謝生命。	蘭花	Soul Dancer 靈魂舞者	50	
有重大轉化的益處、最大意識到個人所走的旅程，深刻的療癒。	蘭花	Spirit Path 123 靈性道途 123		63
更高脈輪的活力，連結到人性中的心靈網，更廣大宇宙意識。	蘭花	True Connections 眞實連結	53	
重新與永恆之源和存有連結，無條件地對他人打開心房。	蘭花	Unconditional Love 無條件的愛	55	
神聖幾何梅爾卡巴晶體的能量載具。	蘭花	Vital Light 活力之光	56	

心靈議題	品牌	花名	手帖 1	手帖 2
慈悲施予一切衆生，在佛陀成道日月圓所製，黃金蓮花之光。	蘭花	Wisdom of Compassion 慈悲智慧	58	
大愛、慈悲、意識擴張、利他與分享、超越個人的愛。	喜馬	Ecstasy 狂喜	70	
回到宇宙本源，就像神聖與眞實存在的白度母，沐浴在白光中。	蘑菇	Singularity 合一靈芝	77	
提升意識層次，洞燭先機，領先群雄，清除不再需要的殘渣。	蘑菇	Stairway to Heaven 天堂之梯	77	
將人與萬物連結起來，散播無條件的愛，教導神性與所有存有相連。	非洲	Ajoite Quartz Crystal 南非藍水晶		74
給予靈感、奉獻與專注、美麗和完善，使心靈提升。	非洲	Honey Bee 非洲蜜蜂		74
支持有同理心與高敏感的老靈魂。	非洲	Myrsine Mystery Tree 密花樹		73
讓所有不合時宜的全部從我身上剝離釋，由衷感受信賴的美好。	雷光	放我	89	
開啟更高眞實，與更高次元的大門，對齊與偉大的本源合而爲一。	雷光	開眞	90	
夢想著什麼樣的世界，現在就活在那樣的世界，明確立下意圖。	雷光	無戻	90	
敞開整個生命，融化成爲無限的現在、無限的存在、無限的光。	雷光	白溶	91	
屬於我的「聲音」在響起，所有選擇都將成爲這個聲音的一部分。	雷光	覺信開光道	96	
沒有要守護或是被守護的　當成爲單純的我，大門就打開了　。	雷光	柵倒自由在	97	
凌空俯視，清朗無雲的天空沒有任何阻隔，觀看下界是有趣的。	雷光	尊貴之龍的靜眼	98	
在一切之中傾聽神，一切全然沒有分別。	雷光	無分		111
開啟第四次元、第五次元的鯨魚意識，超越時空的覺察與實踐。	海洋	Finback Whale 長鬚鯨		120
高振動開啟次元入口，與其他星球永久交流。	海洋	Humpback Whale 座頭鯨		120
意識到時空是一種假象，所有事情都是相連的。	海洋	Pilot Whale 領航鯨		120
與第四跟第五次元連結，超越時間與空間。	海洋	Right whale 露脊鯨		121
地球的守護者，讓人類與第五次元相連。	海洋	Sperm Whale 抹香鯨		121

12

心靈議題

心靈議題	品牌	花名	手帖 1	手帖 2
對心輪有強力的影響，與光連結的潛力與創造力。	海洋	Orca Whale 虎鯨精素		121
空間的宇宙門戶，轉化的大門可讓黑暗轉爲光明。	麥田圈	25 Six Pointed Star 六角星		132
每件事情都會根據神的計劃而發生，神性在我們之中迸出火花。	麥田圈	190 Cley Hill Warminster 創造之美		133
連結守護天使，增強內在之光與愛。	麥田圈	215 Angel 心天使		141
無名恐懼，容易吃驚或受驚。信任未知，敏感但能與靈性世界調合。	巴哈	Aspen 白楊	101	142
白日夢與愛幻想，協助整合夢境與眞實生活。	巴哈	Clematis 鐵線蓮	102	142

13

冥想議題

冥想議題	品牌	花名	手帖 1	手帖 2
通往宇宙存有的深處靜默，適用於冥想、靈視探索與儀式。	蘭花	Behold the Silence 注視靜默	22	
帶來勇氣而能看到陰影和恐懼，深沉思考，在冥想後使用。	蘭花	Guardian of the Inner Journey 內在旅程守護者	33	
深度冥想提供保護防禦。	蘭花	Celestial Defender 天空防禦	24	
深刻與持久的寂靜，抵達內在之美的涅槃，安穩、落地且安在。	蘭花	Celestial Siren 天空美人鳥	24	
提高冥想的強度。	蘭花	Direct Vision 直接靈視	29	
無條件之愛，愛的精細高頻振動，心與神性的直接連結。	蘭花	Love's Gift 愛的禮物	38	
適合冥想或在神聖儀式前使用。	蘭花	Purity of Soul 靈魂淨化	41	
用於冥想和增強內在傾聽。	蘭花	Phantom Quartz 幽靈水晶	42	
適合冥想，連結深層的內在寧靜。	蘭花	Secret Wisdom 奧秘智慧	45	
在深層冥想後溫和返回人間。	蘭花	Walking to the Earth's Rhythm 大地頻行	57	
有如早晨散步時沐浴於海灣的純粹光芒。	非洲	Whale Song Wisdom 鯨魚之聲	66	
加強集中專一性與心理上的聚焦，非常適用於冥想。	喜馬	Blue Dragon 藍龍	71	
強化靈性的領悟、冥想、千里眼之能力。	喜馬	Clarity 清晰	70	
整合身心靈，療程與冥想後頗適合使用此花精。	喜馬	Isan 潙山苦楝	72	
專注不同次元、追求超五感體驗、夢境、冥想。	富士山	整合靈性及物質世界	82	
臨終轉生的過程更順利。接受死亡。愛、光、感謝、祝福。	富士山	Prem Chivitraa 臨終光明	84	

夢與靈感	品牌	花名	手帖 1	手帖 2
開啟意識，使人做著活躍與豐富的夢。	蘭花	Boundless Peace 無限平靜	22	
舒緩緊繃，讓人有更深層的夢境階段或是無夢睡眠。	蘭花	Crown of Serenity 寧靜之冠	27	
澄清思考，捕夢手，透過夢境幫助瞭解與向前。	蘭花	Phantom Quartz 幽靈水晶	42	
自責感與羞愧感、透化夜間的夢來轉化並移除障礙。	蘭花	Redemption Dream 清償之夢	43	
雙魚座之花，溶解於當下並臣服，適用於夢與催眠的引導。	喜馬	Let Go 放下	72	
接收新訊息，啟動能量通道，與擴張的覺知保持同步。	喜馬	Repatterning 重塑	74	
踏入夢境奧秘之中，適合睡前使用，有意識地作夢。	喜馬	Veil of Dreams 夢之面紗	73	

順流、當下	品牌	花名	手帖 1	手帖 2
單純的享受生命。	蘭花	Party Time! 快樂時光	40	
我就是全部的答案，我所存在的本身就是完整的。	雷光	唯我	88	
使「我」覺醒，在地球創造天堂。	雷光	天地合掌	90	
「我」是自然的，平凡的在那裏，如往常的每一天。	雷光	夏田	92	
享受著路上的樂趣，「我」一直都在此處。	雷光	確步	93	
不管處於地球哪裡，都當作自身的聖地來行走。	雷光	樂空	92	
自由的去體驗，隨心所欲自在流動，安心的處在此刻地球上。	雷光	此刻地球上	96	
「我」一直都在這裡守護著，聽從你的心去行動吧。	雷光	璀璨星流	96	
緩緩流動的瞬間時光除了我以外什麼都沒有。	雷光	溫柔之龍的廣背	98	
放鬆享受人生、享受這個當下，當下一切皆已具足。	雷光	普		106
現在，沉浸在當下，與最大的當下力量同行。	雷光	黑龍		103
吸收並自由融入在光中的冰與水滴。	雷光	融解		112
水元素平衡，平衡受擾情緒，讓事情流動。	海洋	Qualle Jellyfish 水母		121
愛這個地球大自然與自己的身體。	仙人掌	Here and Now Cactus 當下此刻		136

16 表達、溝通

表達、溝通	品牌	花名	手帖 1	手帖 2
從心發聲，不恐懼說出眞心話，用心來交流彼此的感受。	蘭花	Messenger of the Heart 心的使者	39	
強化表達能力與溝通技巧，降低害羞、忐忑不安或不願意變通。	喜馬	Authenticity 眞實	70	
溝通大門已 360 度敞開敞開，單純地傳遞聽見每個人的眞實心聲。	雷光	水星 360°		105
與他人交流有困難時，給予內在安全感，能坦率開放。	海洋	Starfish 海星		124
無法表達時有隱藏在「厚實窗簾」的感覺。	仙人掌	Grounding Opuntia Cactus 落地		136
讓人學習如何表達，經驗從內到外、或由外到內的過程。	仙人掌	Inside/Outside-Cactus 內外		137
幫助你表達情緒，信任他人，深化你的內心感受。	巴哈	Agrimony 龍芽草	101	141
能與自己獨處，激發與其他人交流的能力。	巴哈	Heather 石楠	103	144

17 邊界

邊界	品牌	花名	手帖 1	手帖 2
關於設下界線、消除界線超越界線、了解界線。	雷光	明界		108
在星光層可保護與淨化氣場，協助對定義邊界有問題的人。	仙人掌	Aura-cleansing Cactus 氣場清理		136
在負面環境時能夠有界線與保護自己的能力，並做出界線。	仙人掌	Blueberry Cactus 藍莓		136
讓你去做自己，定義自己的邊界，能夠拒絕說出「不」。	巴哈	Centaury 矢車菊	101	141

18 運動競賽

運動競賽	品牌	花名	手帖 1	手帖 2
需要時給予能量推一把的時候，可用於選手或運動賽事時。	蘭花	Double Espresso 濃咖啡	29	
強烈陽性花精，強烈專注，並帶來喜悅跟樂觀的堅韌經驗。	蘭花	Eye of the Tiger 老虎之眼	31	
用於緊急狀況或倍受威脅時，避免分心，遠離麻煩的傷害。	蘭花	Unicorn 獨角獸	55	
身體的核心增加能量，有毅力，適合運動訓練時使用。	蘭花	Vital Lift 活力提升	57	

年老	品牌	花名	手帖 1	手帖 2
對慢性疾病的不安與壓力，提供堅毅、力量和保護。	非洲	African Wild Olive 非洲野橄欖		63
減輕年老時不再適合的態度與信念，活力與耐力。	喜馬	Endurance 耐力	73	
面對艱鉅時激發出內在力量。 適合協助長期生病的人。	巴哈	Olive 橄欖	105	145
難面對老化，身體僵硬與等疼痛問題，回春與彈性面對。	巴哈	Willow 柳樹	108	148

美麗	品牌	花名	手帖 1	手帖 2
榮耀自己內在的美好，往內在更深入探索。	蘭花	Necklace of Beauty 美麗頸鍊	39	
抵達星光美的領域，帶出自己與他人的眞實美經驗。	蘭花	True Beauty 眞實之美	54	
肯定與展現女性的肉體，接受美麗與自信。協助飲食壞習慣、過度裝飾外表、有創傷贅肉等狀況。	富士山	美麗與調身	83	
金星通過太陽，綻放自身的美麗、祝福與讚美。女性閃耀光輝。	雷光	美神	92	
不滿意自己身體的人、過度節制跟樸素，或太在乎外在的人。	仙人掌	Beauty Cactus 美麗		136
可加入化妝品外用，喚醒肌膚和諧能量。	仙人掌	Joyful opuntia 喜悅		137

21 星象

星象	品牌	花名	手帖 1	手帖 2
面對厄運或逆行的星宿影響，撐起一把屏蔽星盤之雨的傘。	蘭花	Just Center 就是核心	36	
讓心去接近並收到靈魂的超越與理解，不只看到星象的限制。	蘭花	Light of the Soul 靈魂之光	37	
對在前幾世特別沉重感或特別的冥王星模式。	蘭花	Releasing Karmic Patterns 釋放業力模式	43	
誕生時間有天王星，擁有準備好要大躍進的特質。	蘭花	Serendipity 意外珍寶	46	
召喚薩滿的能量並淨化占星學上凱龍穿越的現象。	喜馬	Chiron 凱龍	71	
雙魚座之花，溶解於當下與臣服，適用於催眠、引導與夢。	喜馬	Let Go 放下	72	
在金牛座滿月製作。	喜馬	Lotus 蓮花	73	
擁抱天性之中被遺棄且更黑暗的面向，減輕冥王星穿越的不適。	喜馬	Pluto 冥王星	72	
代表太陽及火星的能量。	喜馬	Warrior 武士	73	
能量如火星「陽性」的女神、「勇猛無懼」的卡莉女神。	蘑菇	Red Kali 紅色卡莉	77	
現在，沉浸在當下，與最大的當下力量同行。	雷光	黑龍		103
吸收並自由融入在光中的冰與水滴。	雷光	融解		112
水元素平衡，平衡受擾情緒，讓事情流動。	海洋	Qualle Jellyfish 水母		121
愛這個地球大自然與自己的身體。	仙人掌	Here and Now Cactus 當下此刻		136

22 旅行

旅行	品牌	花名	手帖 1	手帖 2
不論長短程旅行，可讓身體協調並調整時差。	蘭花	Being in Time 時間之中	22	
長途旅行與時差適用，讓身心都一起抵達。	蘭花	Being Present 處在當下	22	
正常的生理時鐘失調時有所幫助。	蘭花	Earth element 土元素	30	
在有安全疑慮的地區旅行時使用，怒目金剛的開路與保護。	蘭花	Protective Presence 保護現前	41	
超越時間，漫步於平行世界，邀請旅人來吧。	雷光	時空旅人	96	
面對人生轉變時或移動會有幫助。	野花	Pink yarrow 粉紅西洋蓍草		140
協助在人生重要決定的時刻、改變或旅行時。	巴哈	Walnut 胡桃	107	148

上癮	品牌	花名	手帖 1	手帖 2
身心的深度清理，可解除上癮議題。	蘭花	Clearing & Releasing 清理釋放	26	
協助上癮行爲，幫助人平撫與放下負面習性。	蘭花	Pure Innocence 純潔天眞		62
降低緊張的行徑，斷絕例如抽菸等上癮的習性。	喜馬	Morning Glory 牽牛花	73	
有助於擺脫根源於過去的上癮模式以及強迫行爲。	喜馬	Opium Poppy 罌粟	72	
幫助有藥物濫用或酗酒以及相關問題傾向的人。	喜馬	Sober Up 淸醒	72	
以面具隱藏焦慮，用上癮來麻痺情感。	巴哈	Agrimony 龍芽草	101	141
用藥物來掩蓋對未知的恐懼。	巴哈	Aspen 白楊	101	141
失去控制的貪食或厭食。	巴哈	Cherry Plum 櫻桃李	102	142
打破重複的飲食失調習慣，重複性的身體問題。	巴哈	Chestnut Bud 栗樹芽苞	102	142

23 上癮

電磁波	品牌	花名	手帖 1	手帖 2
減少X光、飛機、手機或輻射治療的電磁波影響。	蘭花	Energy Matrix Protection 能量母體保護	30	
過度使用高科技產品與地球失去連結時。	蘭花	Walking to the Earth's Rhythm 大地頻行	57	
免於電磁與負面的保護力、目標引導。	蘭花	Shungite 次石墨		63
噴霧款可淨化身體、情緒與 3C 電磁影響。	非洲	Black Bark / Bladder Nut 黑皮樹	63	
協助減輕環境的輻射負面影響，以及污染帶來的恐懼。	PHI	T1 精素		135
轉化成保護能量來抵抗電磁波。	仙人掌	Radiation Protection Cactus 保護波		138
推薦給經常使用電腦或電子產品而受電磁波影響的人。	野花	Pink yarrow 粉紅西洋蓍草		140
消除有害影響，如：空氣污染、電磁波、地球輻射的不適感。	野花	yarrow 白色西洋蓍草		140

24 電磁波

月亮週期	品牌	花名	手帖 1	手帖 2
2018 年月全食誕生，點燃你的熱情吧。	雷光	點火		108
2020 年阿彌陀如來滿月誕生，在身心安穩下開啟最高可能。	雷光	夢憩		104
2021 年衛塞滿月誕生，我將被點亮，開始發光。	雷光	光我		112
2022 年衛塞節滿月，穿越框架、解開誤會。	雷光	多面鏡		112

25 月亮週期

25 月亮週期

月亮週期	品牌	花名	手帖 1	手帖 2
在清澈、沉靜、冷冽的月圓之夜、還放入綠寶石一起製作。	蘭花	Clear Mind 澄明心智	26	
製作於血月，當心靈虛弱時使用，趕走任何層次的負面力量。	蘭花	Rising Against the Dark 揚升禦黑		63
這個花精是在佛陀成道日的月圓之夜製成。	蘭花	Wisdom of Compassion 慈悲智慧	58	
配合冥想使用極佳，在金牛座的滿月之下製作。	喜馬	Lotus 蓮花	73	
在 2016 年 11 月、每 68 年一次的超級滿月時所製作。	喜馬	Transmutation 翻轉	74	
2013 年衛塞節滿月誕生，完全放心地盡情玩耍。	雷光	輪花	95	
2014 年衛塞節滿月誕生，清爽的微風，一個緩息的空間。	雷光	溫柔時間	95	
2014 年冬至新月誕生，清朗無雲的天空沒有任何阻隔。	雷光	尊貴之龍的靜眼	98	
2015 年月食誕生，我是觀察者、全知者、創造者。	雷光	無限之龍的萬象	98	
2015 年衛塞節滿月誕生，不為世俗所惑，內在之中藏有真理。	雷光	豐盛之龍的滿月	98	
2015 年聖誕滿月誕生，點燃每個人內在小孩的喜悅之光。	雷光	獻給內在小孩的聖誕禮		105

26 有害環境、都市

有害環境、都市	品牌	花名	手帖 1	手帖 2
在大城市身處人潮洶湧、或長時間在電腦螢幕前。	蘭花	Soul Shield 靈魂盾牌	50	
給在高度都市化環境、在市區內工作的療癒師。	喜馬	Healing 療癒	72	
協助減輕環境的輻射負面影響，以及污染帶來的恐懼。	PHI	T1 精素		135
有害情緒情境可立即被清理，強力的能量淨化。	海洋	Portuguese-of-war Essence 戰艦水母		121
轉化成保護能量來抵抗電磁、地球的霧霾與臭氧。	仙人掌	Radiation Protection Cactus 保護波		138
跟生物與大自然節奏和諧相處，想與地球連結的城市人。	野花	Corn 玉米		139
暴露在惱人的環境中增強個人保護。	野花	White Yallow 白色西洋蓍草		140

自然神靈、薩滿、動植物	品牌	花名	手帖1	手帖2
整體的祥和與輕盈之感，與仙子界有關。	蘭花	Blue Bell 藍鐘花	23	
喚醒腳底的脈輪、溫和能量的快樂，與精靈界有關。	蘭花	Moss 苔蘚	39	
幫助人看破虛晃，將光芒帶入眼中。	蘭花	Light of My Eye 眼中光芒	38	
生靈議會的平等性，與薩滿神秘有關。	蘭花	Shadow Facing 面對陰影	46	
身心靈合一，發展洞察力與千里眼，連結天使界的詩歌。	蘭花	Songline 歌之徑	49	
大地之母與天空之父的肯定，召喚力量動物。	蘭花	Totem 動物圖騰	53	
以無條件的愛裹住氣場，動物受創後可以使用。	蘭花	White Beauty 純白之美	57	
拉近我們與植物王國的自然之美之間的距離。	蘭花	Wood element 木元素	58	
針對小孩的防禦性花精，維持與自然世界原始的連結。	喜馬	Children's Flower 孩童之花	71	
召喚薩滿的能量，淨化力量。	喜馬	Chiron 凱龍	71	
召喚大地的能量，療癒生命傷痛，融入蓋亞的智慧之內。	喜馬	Rapa-nui 帕拉努伊	73	
加強「萬物互相依存」的群體意識，協力合作。	喜馬	Synergy 協力合作	74	
適用於焦慮的動物以及移植等等而受驚的植物。	喜馬	Vital Spark 活力火花	73	
怡然自得，連結磨菇世界與森林中的小矮人。	蘑菇	Delight in Being 輕鬆自在	76	
擁抱大自然，釋放緊張。讓社會中的騷動與混亂安穩下來。	蘑菇	Green Earth 綠地球	76	
世間萬物都是我的化身，可穩定轉世於身體中的靈魂。	蘑菇	Giant Eucalypt 尤加利巨樹	76	
就像是小孩的整體相互依存，活潑快樂，歡慶活著的喜悅。	蘑菇	Pagoda People 塔菇家族	77	
超越時空，邀請旅人漫步於平行世界龍宮的故事。	雷光	時空旅人	96	
地球的守護者，胚胎形狀是 DNA 可保存源頭。	海洋	Sperm Whale 抹香鯨		121

28

緊急救援

緊急救援	品牌	花名	手帖 1	手帖 2
安穩，淨化水晶與空間。	蘭花	Angelic Canopy 天使保護傘	21	
急需外加能量的緊要關頭時，推一把的能量，不宜每天使用。	蘭花	Double Espresso 濃咖啡	29	
讓頭腦有向上提升，在挑戰很大時能夠緩和痛苦。	蘭花	Happy Relief 快樂解脫	33	
急救狀態，拉回失魂狀況、回到當下。	蘭花	Immediate Relief 緊急舒緩	35	
悲傷到有輕生念頭時。	蘭花	Soul's Balm 靈魂之慰	50	
巨大危機或倍受威脅時，幫助我們避免分心。	蘭花	Unicorn 獨角獸	55	
平衡驚嚇、恐懼和創傷，很棒的安撫花精，重整回到生活軌道。	非洲	Cherry Wood 櫻桃樹	63	
受驚嚇、創傷、恐懼等極端的情緒之下增強活力與生命力。	喜馬	Vital Spark 活力火花	73	
受到驚嚇而感覺解離與失神的狀況時，幫助修復以太體。	野花	Arnica 山金車		138
恐懼失去控制，放下交給神性、相信靈性的更高力量，輕生傾向。	巴哈	Cherry Plum 櫻桃李	102	142
生存危機的時刻或臨死階段。陽光般的勇氣去面對巨大挑戰。	巴哈	Rock Rose 岩玫瑰	106	146
緊急時刻跟壓力下的安穩與穩定。	巴哈	Rescue 急救花精	106	149

29

豐盛、成功、幸運

豐盛、成功、幸運	品牌	花名	手帖 1	手帖 2
實現最深潛力的勇氣，熱情和力量帶入心輪，增加能量。	蘭花	Fruits of Courage 勇氣果實	32	
使人回想起如何成就大事，激勵人朝成就大事邁進。	蘭花	Positive Flow 正向之流（小幸運水）	40	
社會面臨巨大挑戰與侷限時，可更新對未來的希望與起而行。	蘭花	Revelation 啟示（大幸運水）	42	
意識到生命輪迴的靈魂任務，神聖豐饒與生命的目的。	蘭花	Wingéd Gold 黃金翼	57	
藍水晶可連結我們與精神領域的豐盛。	非洲	Ajoite Quartz Crystal 藍水晶		74
珊瑚紅的赤鐵礦水晶連結的是我們與地球的豐盛。	非洲	Hematite Quartz Crystal 赤鐵礦水晶		74
在物質界上落地，所有需求皆得照顧，帶著感恩和接受。	非洲	Baobab 猴麵包樹	66	
獅子之星分享你的夢想，讓你的眞心渴望能夠實現。	非洲	Lion Ear Fynbos 獅耳花	67	
連結內心深處的渴望，需要顯化生命的豐盛時。	非洲	White Pear 白梨樹	108	

豐盛、成功、幸運	品牌	花名	手帖 1	手帖 2
對日常生活中的每件小事都能充滿喜悅，將靈性世界落實。	富士山	整合靈性及物質世界	82	
對豐盛有障礙、難接受好意與感謝，創造機會幸運吸引豐盛。	富士山	豐盛與成功	82	
不為世俗所惑，我的內在之中藏有眞理。	雷光	豐盛之龍的滿月	98	
讓我們回想起我們就是豐盛，引導入新模式的一個禮物。	雷光	愛福		107
慈愛之贈禮仍將持續守護著這一切，最重要的親愛的自己。	雷光	泰國金佛		106
象徵頓悟的金色光輪，三個金環的光圈一切是如此滿溢豐盛。	雷光	光輪	91	

轉化蛻變	品牌	花名	手帖 1	手帖 2
熱火與勇氣，可以從靈魂內在引發出深層的改變。	蘭花	Dragon Fire 龍之火	30	
在重大改變時有用（搬家或轉換跑道），帶來銜接感與心靈保護。	蘭花	Protective Presence 保護現前	41	
開啟頂輪，在生命轉換和改變時期幫助調整與高我一致。	非洲	White Stinkwood 樸樹	66	
處在過渡期、人生的重要階段，能給予力量、勇氣與恢復力。	喜馬	Gateway 閘口	71	
適合用於轉化的花精。清理不再適合的事物，重新校對。	喜馬	Gulaga 古拉伽	74	79
解放舊有信念，改變受制的態度，消去細胞內過時的印記。	喜馬	Nirjara 1 悟入	72	
解放不再適用的模式，不受過去的期待或恐懼所打擾。	喜馬	Nirjara 2 悟入二	72	
面對全球危機時的導航，活力煥發，不再受到過去的阻礙。	喜馬	Phoenix Rising 揚升鳳凰		81
掙脫皮囊的品質放下過去模式、更為翻轉的進化。	喜馬	Transmutation 翻轉	74	80
放下不需要的想法與舊有模式，順利度過轉變，往新次元移動。	富士山	迎向改變與重生	80	
停留在舊世界並不會帶來力量，引導進入新世界。	雷光	新世	89	
以高山為目標的人們呀，要成為高山，超越極限。	雷光	大麓	92	
協助生命巨大轉化時期，包括生死、搬家、轉職、關係變化	巴哈	Walnut 胡桃	107	148

生命方向	品牌	花名	手帖 1	手帖 2
與最高的宇宙目標更緊密相連，完成人最深的靈性使命。	蘭花	Fire of Life 生命之火	31	
神性之光進入意識中顯化，覺察到自己的宇宙目標。	蘭花	Furnace of Life 生命之爐	31	
幫助不願投胎化為肉身的人，具體化這一生的目的。	蘭花	Healing the Hidden 療癒所藏	33	
確立人生中箭頭飛行的方向時，需後退一步看清目標及方向。	蘭花	Life Direction 生命方向	37	
即使還不知道方向，但目前需要撐竿跳動力前進時。	蘭花	Positive Outcome 正向成果	40	
走在不對的路上，卻因離開或不做有深層羞愧，停滯狀況中。	蘭花	Redemption Dream 清償之夢	43	
專注在自己目標的能量時，協助你完成目標。	蘭花	Shungite 次石墨		63
發展自己內在的獨特道路。	蘭花	Songline 歌之徑	49	
最大意識到個人所走的旅程，讓深刻的療癒發生。	蘭花	Spirit Path 123 靈性道途 123		63
意識到生命輪迴的靈魂任務，神聖豐饒與生命的目的。	蘭花	Wingéd Gold 黃金翼	57	
是否走在靈性道路的石蕊試驗，喜悅的仙女鞋。	蘭花	Wingéd Messenger 羽翼使者	58	
願意承諾去追隨天命對你的期許，找到人生的道路。	非洲	White Pear 白梨樹	66	
給予朝目標前進的勇氣、實現願望的力量。	富士山	力量與實現	81	
需要明確的指引與引導時，不知自己該何去何從時。	雷光	導	99	106
我們向著「頂端」看著什麼，現在就成為那個「頂端」。	雷光	無戻	90	
穿越已知的世界到外頭去拓展你的未知世界。	雷光	未知		109
條條道路通羅馬，向前行就會找到屬於自己的道途。	雷光	眞伸		106
活出你注定成為的自己吧。	雷光	出現		110
免於思緒與負面影響的干擾，對目標與內在方向能有清楚感受。	仙人掌	Inspiration Cactus 啟發		137
知道自己的生命意義就能滿足，朝目標邁進。	仙人掌	Blueberry Cactus 藍莓		136
年輕人或中年危機對生命方向的困惑和不確定，認清生命召喚。	巴哈	Wild Oat 野燕麥	108	149
提不起興致，有動力認眞對待自己的人生目標。	巴哈	Wild Rose 野玫瑰	108	149

清理淨化	品牌	花名	手帖 1	手帖 2
淨化鎮靜，清理負面能量。	蘭花	Amethyst 紫水晶	21	
淨化水晶與空間的基本款。	蘭花	Angelic Canopy 天使保護傘	21	
清理疫情期間的能量印記，用在人或是衣物、環境皆有幫助。	蘭花	Aura Clean 疫氣清理		60
支持消化、肝代謝過程、胃腹部的能量發展。	蘭花	Centre Renewal 核心更新	25	
身心與空間的深度清理，清理黏著負能量，解除上癮。	蘭花	Clearing & Releasing 清理釋放	26	
清理不屬於自己的能量，掃除媒體與他人的意見殘留。	蘭花	Coming Home 回家	26	
5G 新版配方，清理辦公室居家電磁波影響。	蘭花	Energy Matrix Protection 能量母體保護	30	
能量如瓶刷般清理通往腦與心輪並往下，可激發生命力。	蘭花	Hive of Heaven 天堂巢	34	
以太解毒，與循環相關。	蘭花	Internal Cleansing 內部清理	35	
淨化海底輪、療癒性騷擾的議題。	蘭花	Joyous Purification 喜悅淨化	35	
清理胎兒時有流產或難產的印記，移除妨礙健康幸福的阻礙。	蘭花	Moon Child 月亮小孩	39	
溫和深層，清理潛意識的負面看法及模式。	蘭花	Purity of Soul 靈魂淨化	41	
清理細胞層裡古老而負面的能量模式，也可加在乳霜中使用。	蘭花	Renewing Life 更新生命	43	
清除情緒操控或能量的心靈掛勾。	蘭花	Silver Ghost 銀色之魂	48	
淨化靈體影響首選、強效隔離外在負面能。	蘭花	Silver Shadow 銀色之影	48	
保持空間能量純淨，協調心和頂輪去理解宇宙聲音。	蘭花	Temple of light(5) 光的聖殿 (5)	52	
第6脈輪、海底輪的淨化，維持健康體液的平衡。	蘭花	Water Element 水元素	57	
讓氛圍清爽明亮，從沮喪中提升，淨化身心電磁能量。	非洲	Black Bark/ Bladder Nut 黑皮樹	63	
讓家裡注入正向並洗刷舊有模式，有活力與生氣。	非洲	Saffron wood 番紅花樹	65	
讓空間穩定、喜悅，啟發靈感、點亮駑鈍。	非洲	Sea Guarrie 海烏樹	65	
清理氣場並讓氣場煥然一新，適合噴灑或泡澡方式使用。	喜馬	Aura Cleansing 氣場潔淨	71	
釋放靈體或是心靈的干擾。	喜馬	Isan 潙山苦楝	72	

32 — 清理淨化

清理淨化	品牌	花名	手帖 1	手帖 2
很棒的春天淨化，適用於所有骯髒陰暗的角落。	喜馬	Sludge Buster 淤泥炸藥	74	
清除負能量，易受外界影響，可淨化空間、水晶與物品。	富士山	防禦、淨化與更新	80	
清除來自環境累積的舊有資訊。	富士山	淨化（外用）		94
運作在身體與器官的黑暗能量區，有淨化與轉化的功能。	海洋	Dendrophyllia 叢枝樹珊瑚		122
能量在心臟瓣膜區域工作，解除並釋放有害之物。	海洋	Giant Clam 巨蚌		124
身體污穢的解除劑，釋放舊有包袱與負面情緒。	海洋	Lionfish 獅子魚		122
強力的能量淨化，可立即被清理有害情緒與環境。	海洋	Portuguese-of-war 戰艦水母		121
幫助人能更好解除與吸收事物，釋放掉重擔。	海洋	Sea cucumber 海參		124
能量毒素的抵消，舊記憶過濾清除。	海洋	Sponge 海綿		125
釋放老舊能量跟模式，由內在到外地掃除。	麥田圈	87 Fibunachi Spiral 斐波納契螺旋		132
釋放接收到的負面模式，移除細胞意識的障礙，感覺新生。	仙人掌	Release Cactus 釋放		138
肉體的淨化過程，推動能量的清理功能，消融所有負面印象。	仙人掌	Inner Cleansing Cactus 內在清理		137
可保護與淨化星光層，協助能量體被滲透的人。	仙人掌	Aura-cleansing 氣場清理		136
幫助情緒體的釋放並能解除有害，消融累積很久的情緒包袱。	野花	Cone Flowe 紫錐花		139
幫助你免於受其他人的感受與憂慮影響，帶來心與情緒的保護。	野花	Pink yarrow 粉紅西洋蓍草		140
身體與情緒層次的消化能力，讓你釋放包袱與情緒的阻礙。	野花	German garlic 德國大蒜		139
感覺到不乾淨，對身體的不完美有羞愧感。	巴哈	Crab Apple 酸蘋果	102	143

33 — 睡眠

睡眠	品牌	花名	手帖 1	手帖 2
睡前清理別人殘留的能量影響，溫柔地落地。	蘭花	Coming Home 回家	26	
難以全身放鬆的睡眠時，舒壓放鬆，靜謐平和。	蘭花	Gentle Sleep 溫柔好眠	32	
壓力大、疲憊、需要放鬆時，可放幾滴在緊張的肌肉上。	蘭花	Rhododendron Griffithianum 白杜鵑	44	
想太多、需要頭腦關機的睡眠，更深層的記憶處理。	蘭花	Sleep of Peace 安穩之眠	49	

睡眠	品牌	花名	手帖 1	手帖 2
因擔心害怕而無法入睡，幫助睡得更深層且更久。	蘭花	Voice of Courage 勇氣之聲	57	
滋補整個神經，並改善夜晚的躁動不安。	喜馬	Morning Glory 牽牛花	73	
引領我們踏入夢境的面紗，適合睡前使用，強化作夢能力。	喜馬	Veil of Dreams 夢之面紗	73	
回想整天的小小奇蹟，放鬆的守護，支持安心睡眠的複方。	雷光	夢憩		104
可緩和煩躁與過度情緒，幫助好眠。	野花	Chamomile 洋甘菊		139
睡時因反覆出現不想要的想法受到折磨，可停止亂跳思緒。	巴哈	White Chestnut 白栗花	108	149

33

睡眠

疲倦與放鬆	品牌	花名	手帖 1	手帖 2
對憂慮與疲累的狀態非常有效，體驗到頭腦的舒壓。	蘭花	Active Serenity 活躍安穩	21	
與忙碌一天的壓力拉出距離，放鬆與身體連結，享受生命。	蘭花	Carnival 狂歡嘉年華	23	
喝杯茶放鬆，讓思緒鎮靜，溫柔地躺入絲質墊子中。	蘭花	Gentle Geisha 文雅藝伎	32	
擁有靜謐喜悅，清理心智與情緒的緊張和壓力的驚人效果。	蘭花	Happy Relief 快樂解脫	33	
適合在午睡或午休小憩使用，長期與慢性壓力下的放鬆休息。	蘭花	Light Relief 輕盈減壓	33	
長期倦怠和消耗的狀況下之生命力供給活力，度過困境。	蘭花	New Vitality 新活力	40	
清理因情緒的堵塞、而引發的疲憊感。	蘭花	Revitalize 恢復活力	43	
壓力大、需要放鬆時，對於在緊張肌肉上按摩很好。	蘭花	Rhododendron Griffithianum 白杜鵑	44	
溫柔的擁抱 適合工作後的放鬆。	蘭花	Unconditional Snuggles 無條件擁抱	55	
以無條件的愛包裹住一個人的氣場，滋養並減輕壓力。	蘭花	White Beauty 純白之美	57	
噴霧款可用於壓力與焦慮，直接噴在肌肉疼痛處。	非洲	Cherry Wood 櫻桃樹	63	
想休息卻要需要再努力，修復能量，提高幹勁。	富士山	生命力	83	
暫停所有的事情，自然流動。	雷光	女神的假期	95	

34

疲倦與放鬆

34 疲倦與放鬆

疲倦與放鬆	品牌	花名	手帖 1	手帖 2
像溫柔的掌心屈成淺淺的凹洞給旅途中的你，緩息的空間。	雷光	溫柔時間	95	
全身深度寂靜的放鬆。	雷光	就這樣吧一切都很好	97	
用幽默的心情看待困境，微笑是最好的藥方。	野花	Zinna 百日菊		140
感覺快被壓倒時，激發力量與責任感，來計劃後續的行動。	巴哈	Elm 榆樹	102	143
無法解釋的疲倦或消沉，非從事著靈魂的承諾或興趣。	巴哈	Hornbeam 鵝耳櫪	104	144
減輕身體耗盡，身體轉變期的疲倦，恢復能量。	巴哈	Olive 橄欖	106	146

35 保護防禦

保護防禦	品牌	花名	手帖 1	手帖 2
冥想時保護第三眼與頂輪，協助清理思緒。	蘭花	Celestial Defender 天空防禦	24	
不被黑暗力量所威脅，反抗黑暗能量的淨化與保護。	蘭花	Defender from the Dark 防禦黑暗	28	
強烈的專注，避開惡意的影響，靈性鎧甲般的保護。	蘭花	Defend &Protect 防禦與保護	28	
可全面多功能保護以太體。	蘭花	Defend Protect & Purify 防禦、保護與淨化	28	
第三眼的強大擴張時的保護傘。	蘭花	Defender of the Light 光之防禦	29	
保護第2脈輪，免於性能量干擾、女社工師適用。	蘭花	Defender of the Source 本源防禦	29	
女性受到八卦攻擊，需要保護後頸能量出入口。	蘭花	Knight's Cloak 騎士斗篷	36	
旅程順利、行李平安。	蘭花	Protective Presence 保護現前	41	
療癒師常用、面對內外在雙重陰影時的支援。	蘭花	Shadow Defense 陰影防禦	47	
鏡面反射般的隱形保護，讓能量不會穿透氣場，免於黑魔法的控制。	蘭花	Shield of Light 光之盾牌	47	
淨化靈體影響首選、強效隔離外在負面能量。	蘭花	Silver Shadow 銀色之影噴霧	48	
多層面的廣闊支持與保護、協助光工作者與助人者堅定力量前行。	蘭花	Soul Shield 靈魂盾牌	50	
創造出自我保護的空間，控制能量的進出。	蘭花	Sorcerer's Apprentice 魔術師學徒	49	
釐清第二脈輪的陰影與混亂包袱。	蘭花	Vital Defence 活力防禦	56	
保護空間免於心靈的攻擊，封印以太洞坑，帶來專注與清晰。	非洲	Fine Ironwood 鐵樹	64	

保護防禦	品牌	花名	手帖 1	手帖 2
保護免於不相干的情緒心理能量干擾，空間淨化。	喜馬	Protection 保護	74	
保護氣場，有靈媒體質能被保護，防禦人群與污染。	富士山	防禦、淨化與更新	80	
與陽性能量角色或亡者有能量寄生問題，設立所需要的區隔。	仙人掌	Aura-cleansing 氣場清理		136
在負面環境時能夠有界線與保護自己的能力，並做出界線。	仙人掌	Blueberry Cactus 藍莓		136
有無形的保護可抵抗其他靈體的侵略。	仙人掌	Life Force Cactus 生命力		137
需要與人群密集接觸，不易保持安穩思緒時。	仙人掌	Golden barrel cactus 金黃鼓		136
在病毒如炸彈爆炸的情境時，可提供給身體防禦強力能量。	麥田圈	214 Potterne Field 麥毒形		133
有外殼包覆的能量保護，信任神的保護。	海洋	Crab 紅石螃蟹		123
遭遇攻擊的時候有保護殼，在任何時刻都有所歸依。	海洋	Ocean Turtle 赤蠵龜		125
辨識出有哪些依賴寄生的能量，有決心可以面對敵人。	海洋	Sea Cochlea 海蝸		124
幫助情緒體的釋放並能解除有害，激出防禦能力。	野花	Cone Flowe 紫錐花		139
能量上可舒緩任何恐懼，釋放受限能量。	野花	German Garlic 德國大蒜		139
暴露在惱人的環境時可增強個人保護。	野花	White Yallow 白色西洋蓍草		140
內心的調整與強化、減低被外來能量的主導。	巴哈	Centaury 矢車菊	101	141
堅定內在目標，而不受到家庭牽絆或社群習慣與習俗等影響。	巴哈	Walnut 胡桃	107	148

陰影議題	品牌	花名	手帖 1	手帖 2
總集深度的陰影影響與過去痛苦感受，人類心靈的進化。	蘭花	Clarifying the Shadow 明晰陰影		60
正視最深的恐懼，生靈議會的薩滿神秘。	蘭花	Shadow Facing 面對陰影	46	
整合陰影面，停止陰影互動，清理觀點。	蘭花	Shadow Warrior 陰影戰士	47	
接受內在的陰影面，讓心靈回到整體，陰影自然弱化。	蘭花	Shadow Descent 陰影降落	47	
對抗內在與外在陰影元素的保護。	蘭花	Shadow Defense 陰影防衛	47	
靈魂神性契約，與夢點能量的陰影面有關。	蘭花	Shiva's Crown 濕婆之冠	48	

36

陰影議題

陰影議題	品牌	花名	手帖 1	手帖 2
靈魂黑夜期的內在混亂時，能給予力量和勇氣。	喜馬	Gateway 闡口	71	
擁抱天性之中被遺棄且更黑暗的面向，減輕冥王星穿越的不適。	喜馬	Pluto 冥王星	72	
光明與幽黑深沉的黑暗兩方之間的我，評價都消失。	雷光	美白冰	91	
在第五次元裡。更覺察到因果，覺察陰影與內在恐懼。	海洋	Orca Whale 虎鯨		121
點亮因擔憂與恐懼的黑暗感，淨化思考。	仙人掌	Queen of the Night Cactus 夜后		137
有意識地見到陰影，接受陰影與其合作。	仙人掌	Shadow Cactus 陰影		138

37

創傷、業力

創傷、業力	品牌	花名	手帖 1	手帖 2
協助今生與前世遭受折磨或經歷大災難的受害者。	蘭花	Andean Fire 安地斯之火	21	
清理情緒痛苦，特別當身體已有不適感時。	蘭花	Being in Grace 恩典之中	22	
有力量的清理，移除業力的印記及渣滓。	蘭花	Fire element 火元素	31	
隱藏眼淚，來回清理氣場，能協助減緩悲慟。	蘭花	Healing the Hidden 療癒所藏	33	
釋放禁錮在靈魂裡過往能量騷亂的印記。	蘭花	Karmic Calm 業力鎮定	36	
療癒靈魂的黑暗經驗與前世負面記憶，不被理解的孤獨感。	蘭花	Night Soul 夜魂	40	
當靈性能力誤用時，釋放第 8 脈輪與冥王星業力影響。	蘭花	Releasing Karmic Patterns 釋放業力模式	43	
當親近的人逝世後的悼念、空虛與寂寞感時。	蘭花	Self Renewal 自我更新	45	
處理很久卻仍無法瞭解的過去世的悲傷。	蘭花	Soul's Grief Release 靈魂悲傷釋放	50	
平衡驚嚇、恐懼和創傷，很棒的安撫花精，重整回到生活軌道。	非洲	Cherry Wood 櫻桃樹	63	
釋放怨恨和苦楚，幫助有創傷後壓力狀態的人。	非洲	Hard Pear 硬梨樹	64	
清理跨世代的痛苦跟創傷療癒，讓負面循環終能夠破除。	非洲	Imphepho 非洲蠟菊		73
覺察與感受世界的苦痛，巨大苦難時的基督意識。	蘑菇	Bleeding Heart 淌血之心	76	
處理虐待、性或死亡有關的傷，讓痛苦回到創傷源頭並且更新。	蘑菇	Past Lives 過去前生	77	
解放過去及過去世的傷痛，療癒祖先及家族的事，終結苦惱。	富士山	療癒個人及集體的過去	81	

創傷、業力	品牌	花名	手帖 1	手帖 2
讓人淨化創傷與受傷記憶，放掉內心的舊有包袱。	海洋	Bearded fireworm 鬍鬚螢火蟲		123
靈魂經驗黑暗時候，可能跟潛意識或業力有關。	巴哈	Mustard 芥末		145
驚嚇創傷而與高我失去連結，需要來自靈性世界的療癒和安撫。	巴哈	Star of Bethlehem 伯利恆之星	106	147
療癒靈魂中最深的沮喪，本性臣服於更高智慧而重生。	巴哈	Sweet Chestnut 甜栗花	107	147

37 創傷、業力

活力、動力	品牌	花名	手帖 1	手帖 2
吸入新生命進入衰弱的命門穴火焰中，增強做決定的意志。	蘭花	Fire of Life 生命之火	31	
期倦怠和消耗的狀況下之生命力供給活力，度過難關。	蘭花	New Vitality 新活力	40	
為靈魂注入生命原始的力量。	蘭花	Spirit of Life 生命之靈	52	
噴霧款讓家裡注入正向並洗刷舊有模式，有活力與生氣。	非洲	Saffron 番紅花樹	65	
重新找回生命的熱情與創造力，提振冷漠與不起勁。	非洲	Sea Guarrie 海烏樹	65	
日常的性能量與身體活力穩定札根。	蘑菇	Get Down 落地扎根	76	
想休息卻要需要再努力，修復能量，提高幹勁。	富士山	生命力	83	
點燃熱情之火吧，展現出來一切都已準備好整裝待發。	雷光	點火		108
在準備向前踏出一步時有各種原因與藉口時。	雷光	斬		108
超越並邁開步伐，引導你打開道路。	雷光	道開		104
就去體驗吧！你是為了體驗而存在。	雷光	白龍		103
有耐心、內省與毅力，找到超越時空的內在力量。	海洋	Ocean Turtle 赤蠵龜		125
增加極光氣場能量，讓人發光與有活力。	海洋	Comb Jellyfish 櫛水母		121
整體系統有新的能量，提升生命力的振動密度。	仙人掌	Life Force Cactus 生命力		137
勇氣就像大自然那樣持續生長，信任自己能夠克服困難。	巴哈	Gentian 龍膽	103	143
沒有活力、懶洋洋、沒有進度時可喚醒你的精神與活力。	巴哈	Hornbeam 鵝耳櫪	104	144

38 活力、動力

學習與閱讀	品牌	花名	手帖 1	手帖 2
更有批性的思考與決策，清晰思維並活力十足。	蘭花	Active Serenity 活躍安穩	21	
淨化與鎮靜，集中注意力，帶來達成目標所需的精力。	蘭花	Amethyst 紫水晶	21	
淨化與安穩心智，讓頭腦休息。	蘭花	Clear Mind 澄明心智	26	
釋放過度專注的心智能量，幫助讀書學習。	蘭花	Crown of Serenity 寧靜之冠	27	
喚醒心靈，刺激心智和記憶，發展洞察力，專注的心。	蘭花	Emerald 綠寶石	30	
讓頭腦有向上提升，在挑戰很大時能夠緩和痛苦。	蘭花	Happy Relief 快樂解脫	33	
讀書時幫助吸收，可打開心靈的通道來接收並儲存訊息。	蘭花	Knowing 了解	36	
清晰思維，保有資訊的功效，協助學習或老化相關記憶議題。	蘭花	Memory Enhancer 調整記憶	38	
幫助享受文字與意義的流動，適合大量閱讀的人。	蘭花	Mercutio 墨古修	38	
從容不迫地學習與閱讀。	蘭花	Purity of Heart 心的淨化	41	
長假放縱歡樂後的沮喪，幫助讀書的孩子保持專注。	蘭花	Settling with a Smile 微笑放鬆	46	
避免分心，淨化頭部的能量通道。	蘭花	Unicorn 獨角獸	55	
重新找回生命的熱情與創造力，提振冷漠與不起勁。	非洲	Sea Guarrie 海烏樹	65	
刺激心智體，讓思緒更清晰與有邏輯架構。	海洋	Brain Coral 腦珊瑚		122
在接受大量訊息時保持冷靜，例如準備考試、工作受到挑戰時。	野花	Dill 蒔蘿		139
聚集力量，面對艱鉅時，適合在考試等活動而疲憊的人。	巴哈	Olive 橄欖	105	146
適合考前讓考生整理想法，作答更有結構。	巴哈	White Chestnut 白栗花	108	149

工作	品牌	花名	手帖 1	手帖 2
有太多事要做、或太少時間用的時候，與自然週期協調。	蘭花	Being in Time 時間之中	22	
減輕過多心力的工作而引起頭腦的壓力。	蘭花	Boundless Peace 無限平靜	22	
頭腦過度、與身體有距離的，舒緩忙碌一天後的壓力。	蘭花	Carnival 狂歡嘉年華	23	
幫助讀書學習，轉化精細的身體能量。	蘭花	Crown of Serenity 寧靜之冠	48	
提升朝目標計畫前進的能力。	蘭花	Clearing the Way / Self Belief 清理道路 / 相信自己	26	
享受文字與意義的流動，給那些大量閱讀的人。	蘭花	Mercutio 墨古修	38	
給人信心，確認任何新的計畫跟開始。	蘭花	New Beginnings 從新開始		62
給覺得時間不夠而有壓力的人，有足夠的時間做完任何事。	蘭花	Purity of Heart 心的淨化	41	
一天辛苦工作後適用，壓力大、疲憊、需要放鬆的時候。	蘭花	Rhododendron Griffithianum 白杜鵑	44	
釋放一天工作後的肩上壓力。	蘭花	Rising to the Call of Beauty 回應美之召喚	44	
當午後感到有點低落時，有清晰思維的能量來度過下半天。	蘭花	Serene Power 安詳力量	46	
陷入過多責任的泥淖而停滯，脫離生活刻板困乏。	蘭花	Serendipity 意外珍寶	46	
溫柔、舒服的擁抱，對辛苦工作一天的成人有好效果。	蘭花	Unconditional Snuggles 無條件擁抱	55	
身體增加能量，讓人在退化的工作中能有毅力。	蘭花	Vital Lift 活力提升	57	
重新找回生命的熱情與創造力，提振冷漠與不起勁。	非洲	Sea Guarrie 海烏樹	65	
陽性力量、腳踏實地、勇氣、達成目標。	喜馬	Warrior 武士	73	
工作想休息而不能、倦怠需要活力，提高工作讀書的幹勁。	富士山	生命力	83	
在接受大量訊息時保持冷靜，例如準備考試、工作受到挑戰時 。	野花	Dill 蒔蘿		139
覺得被職務給壓倒，有自信與效率完成任務。	巴哈	Elm 榆木	102	142
有精神、動力與自信來完成每天的工作。	巴哈	Hornbeam 鵝耳櫪	104	144
有時間做好工作與休閒，內心有力量與平靜。	巴哈	Oak 橡樹	105	146
聚集力量，面對艱鉅時刻激發出內在力量。	巴哈	Olive 橄欖	105	146

41

創意、專注

創意、專注	品牌	花名	手帖 1	手帖 2
創意寫作有幫助。	蘭花	Wingéd Gold 黃金翼	57	
直覺力、專注與清晰，看到更大的藍圖，連結內在智慧。	非洲	Fine Ironwood 鐵樹	64	
加強集中專一性與心理上的聚焦。	喜馬	Blue Dragon 藍龍	71	
爲自己或個案的困難，帶來清晰的理解、專注、洞見。	喜馬	Tracking 追尋軌跡	73	
想像的力量，是表現的精素，適合從事藝術、音樂、舞蹈的人。	雷光	創世龍系列 6 種	98	
有藝術創作動力，因此接觸到創造潛力，分享創造力。	野花	Iris 鳶尾		139
激發創造力與熱情，協助事業的營運。	野花	Orange Red Lily 橙色百合		140
幫助你專注，激發直覺力，幫助你整合抽象與具體的想法。	巴哈	Cerato 水蕨	101	141
停止亂跳思緒，讓內心躁動平靜下來。	巴哈	White Chestnut 白栗花	108	149

42

臨終、喪禮（滴用、擦澡、或擺放在空間等試用法皆可）

臨終、喪禮	品牌	花名	手帖 1	手帖 2
內在神殿的圓滿，靈魂在愛裡面移動，通往終極的靈性合一。	蘭花	Heaven's Gate 天堂門	34	
出入殯儀館時可淨化與保護（家屬使用）。	蘭花	Silver Shadow 銀色之影噴霧	48	
垂直往上點亮更高脈輪的道路(臨終者的手掌處)。	蘭花	Stairway to Heaven 天梯	77	
悲傷融化與釋放，心會向新的可能打開（臨終者的眉心輪）。	蘭花	Soul's Grief Rélease 靈魂悲傷釋放	50	
當臨終者對周圍很敏感想伸手請求時，幫助不再執著。	蘭花	Temple of Light 光的聖殿噴霧	52	
心學會了打開無限之愛的，朝生命的下一步邁進。	蘭花	Unconditional Love 無條件的愛	54	
轉生過程順利，身體接受死亡過程，亡者與家屬皆可用。	富士山	Prem Chivitraa 臨終光明	84	
將自己的心完全交託給上天安排，無條件的解放自我。	雷光	放我	89	
對死亡過程有幫助，保護往生能量上脫離肉體。	仙人掌	Shadow Cactus 陰影		138
當人害怕失去控制，恢復內心平靜，與高我重新連結。	巴哈	RQ5 巴哈急救五花	106	149
有死亡焦慮時幫助能量安穩，讓身心靈都能統合與和諧。	巴哈	RQ7 巴哈急救七花		149
脫離舊有思維，放下過去。	巴哈	Honeysuckle 忍冬	103	143

人際關係	品牌	花名	手帖 1	手帖 2
慶賀自己獨特的個性，不要被他人的投射和期待所影響。	蘭花	Just Me 就是我	35	
保持隱蔽免於八卦威脅。	蘭花	Knight's Cloak 騎士斗篷	36	
太過嚴肅看待自己與事物的人，對被罷凌的學生有助益。	蘭花	Mercutio 墨古修	38	
協助當親近親友逝世後的悼念、空虛與寂寞感。	蘭花	Self Renewal 自我更新	45	
清除他人的情緒操控或心靈掛勾。	蘭花	Silver Ghost 銀色之魂	48	
轉化自我中心與孤獨，協助與社會接軌同理。	蘭花	Solus 獨生子女	49	
重新與永恆之源和存有連結，無條件地對他人打開心房。	蘭花	Unconditional Love 無條件的愛	54	
對失去至親的人頗有功效，難以珍視或照顧自己的人。	蘭花	Unveiling Affection 打開愛	55	
對人性及萬事萬物的慈悲。	蘭花	Wisdom of Compassion 慈悲智慧	58	
被他人意見左右，移除討好他人，做回真正的自己。	非洲	Black Bark / Bladder Nut 黑皮樹	63	
促進你與相同目標道友的友誼。	非洲	Honey Bee 非洲蜜蜂		74
消融分離的概念，解開情感關係中的結帶來解決之道。	蘑菇	Buddha's Ears 佛陀之耳	76	
敞開心房，原諒自己和他人。	喜馬	Gulaga Orchid 古拉伽之蘭	74	
隨順生命之流，接納生命中所有發生的人事物，卸下壓力。	蘑菇	Kelp 綠藻	76	
自卑焦慮嫉妒，感覺自己不足的匱乏感，太過在意他人無法做自己。	富士山	自我肯定與認同	81	
人與人之力量的爭奪與追求，從幻象中脫離，解除困難人際關係。	雷光	返上	89	
看待他人如同親愛的自己，不被自我與他人的小劇碼所困。	雷光	大望	93	
不要被人際間呈現的幻象給限制住，拋棄這些假面，覺醒的聲響。	雷光	交響	95	
當陷入與人競爭膠著的狀況時，幫助你自問「你到底想要什麼」。	雷光	花神	99	105
展現自己與人分享，活出真實的自己。	雷光	水眼	99	105

人際關係	品牌	花名	手帖 1	手帖 2
用中庸的冷靜澄澈眼光來觀看各種人間百態、風景、及道路。	雷光	剝		109
無論眼前所見爲何人，都不忘給出同等的敬意。	雷光	敬讓		112
協助穿越自己觀點與框架，解開誤會的精素。	雷光	多面鏡		112
與他人交流有困難時，內在安全感與坦率開放。	海洋	Starfish 海星		124
更多內在溫暖與自信，幫助人減少偏見，而能接觸到其他人。	海洋	Fire Coral 火珊瑚		122
受到強烈攻擊的人，遇到有困難人際關係，仍能優雅地交流。	海洋	Soft Coral 軟珊瑚		123
保持適當距離時又能展開心房，接受與學習用心去看待身邊人。	海洋	Pink Flabellina 粉紅蛞蝓		124
辨識依賴、寄生需要分離出去的能量，有決心可以面對敵人。	海洋	Sea Cochlea 海蝸		124
有助於與他人的輕盈交流，安全、輕鬆與自由來過生活。	深海	Ocean No.19 深海精素 19 號		126
處理衝突，讓人意識到衝突的原因，理解如何解決衝突。	麥田圈	136 Alton Barnes 衝突之解		132
可療癒分離，讓愛創造整體感，幫助衝突的情境。	麥田圈	178 Berlin Spirale 德國螺旋		133
享受團體間的靈性交流，有孤僻習慣的人也能因此受益。	仙人掌	Self-esteem cactus 自尊		138
工作或生活中需要與人群密集接觸，不易保持安穩思緒時。	仙人掌	Golden barrel cactus 金黃鼓		136
幫助你免於受其他人的感受與憂慮影響，帶來心與情緒的保護。	野花	Pink yarrow 粉紅西洋蓍草		140
難以接受他人的不同，容易批評，老人家無法原諒過往。	巴哈	Beech 櫸木	101	141
太努力去取悅別人，忽略自己的感受和需要。	巴哈	Centaury 矢車菊	101	141
想尋求其他人的認可，幫助在內心找到安慰，與自己交流與能夠獨處。	巴哈	Heather 石楠	103	144
加深你對人類之間關係的理解，也願意與他人交流。	巴哈	Holly 冬青	103	144
喜歡隱居、害怕跟別人接觸，打開心房與其他人交流溝通。	巴哈	Water Violet 水堇 / 水紫羅蘭	107	148

團體關係	品牌	花名	手帖 1	手帖 2
擁抱大自然，釋放緊張，讓社會中的騷動與混亂安穩下來。	蘑菇	Green Earth 綠地球	76	
加強「萬物互相依存」的群體意識，協力合作 。	蘑菇	Synergy 協力合作	74	
走遍世界各地，不論身在何處都能超越時空，成爲永遠的和平。	雷光	自在		109
所有的衝突都是人爲的，一切都是一場戲，就只是一場戲。	雷光	風之輪		107
超越人類世界中的分歧與對立，並開啟和平。	雷光	多面鏡		112
參與能量與互屬情感，爭吵後還能接近彼此，團體家族感。	海洋	Alga 海藻		123
幫助人在處在黑暗時期的寂寞。協助家庭與團體的動態關係。	海洋	Angel Fish 天使魚		122
家庭成員的共同喜悅與認同感，加強團體意識。	海洋	Sea Anemone 海葵		124
帶來朝向光芒的內在力量，正面看待自己，參與團體。	仙人掌	Self-esteem Cactus 自尊		138
可用於當人無法離開加入的黨派或宗教團體時。	仙人掌	Queen of the Night Cactus 夜后		138
聽見內在的聲音與意識，身處團體中的位置有安全感。	野花	Mullen 毛蕊花		139
消除團體之間有衝突時的不適感。	野花	Nettle 蕁麻		140

伴侶關係與性議題	品牌	花名	手帖 1	手帖 2
在第 2 脈輪內創造逆電流，調控過剩的性能量。	蘭花	Base Regulator 調節根基	22	
提升第 2 脈輪的振動，不會壓抑性慾。	蘭花	Core Release 釋放核心	27	
滋養兩人之間愛和羅曼蒂克關係，幫助人表達眞實與美麗的愛意。	蘭花	Love's Secret 愛的秘密	38	
強烈被愛的感覺，需要有伴侶的愛。	蘭花	Raising Flame 揚升火焰	42	
性慾會從表演轉變成親密感與深層的交流。	蘭花	Sacral Regulator 神聖椎底調節	45	
重新點燃性能量核心，自覺性欲更深層的本性。	蘭花	Source of Life 生命源頭	51	
伴侶關係中的界線和平衡，依存議題。	非洲	Rock Alder 岩赤楊	65	
協助女性營造出支持的氛圍來享受性行爲過程。	喜馬	Tantric Nights for Women 女性的譚崔夜		83
協助男性營造出支持的氛圍來享受性行爲過程。	喜馬	Tantric Nights for Men 男性的譚崔夜		83
治癒情人間的創傷，讓更高境界的結合發生。	喜馬	Trust 信任	73	
接受陰陽面，更能展現魅力擁有自信。與伴侶一同成長。	富士山	陰性與陽性	80	
愛情匱乏感，不需利用肉體和性來吸引對象的勇氣和身體自主權。	富士山	美麗與調身	83	
依戀問題，眞實的伴侶關係的自尊感與平等，婚姻中年危機。	海洋	Sea Anemone 海葵		124
平衡伴侶關係的親密與獨立，有所愛又能保有隱私空間。	海洋	Sea Urchin 海膽		125
在伴侶關係中找到適合方式，增加自尊感與被愛的感覺。	深海	Ocean No.5 深海精素 5 號		126
達到宇宙陰陽平衡的關鍵，提醒人們的性是有神聖性的。	麥田圈	04 Julia Spiral 茱莉亞集合螺旋		132
對伴侶投射父親形象，反而讓伴侶間變成母子般的關係。	仙人掌	Inspiration Cactus 啟發		137
性的穩定與能量保護，讓人更意識到性能量，同時提供動力與熱忱。	仙人掌	Love Cactus 愛		137
適合給沒有安全感的人、伴侶或人際關係中需要個人價值的人。	野花	Bleeding Heart 淌血之心		138

男性、陽性、父系	品牌	花名	手帖 1	手帖 2
靈魂之旅的勇氣和目標，增強做決定的意志力。	蘭花	Fire of Life 生命之火	31	
給男性的心輪連接太陽神經叢，將性的權力轉爲愛。	喜馬	Heart of Tantra 譚崔之心	71	
協助男性營造出支持的氛圍來享受性行爲過程。	喜馬	Tantric Nights for Men 男性的譚崔夜		83
陽性力量、男性性慾、火星能量。	喜馬	Warrior 武士	73	
在與陽性能量角色的人有紛爭時，設立所需要的區隔。	仙人掌	Aura-cleansing 氣場清理		136
處理父親的議題，加強意識並鼓勵你的責任感。	野花	Sunflower 向日葵		140

女性、陰性、母系	品牌	花名	手帖 1	手帖 2
神性之光在意識裡顯化，清理視野讓眞理展現。	蘭花	Furnace of Life 生命之爐	31	
強烈影響海底輪和第 2 脈輪，滋養在懷孕或生產階段。	蘭花	Fruits of Love 愛的果實	32	
重建女性海底輪的天眞，進而幫助性受虐的議題。	蘭花	Joyous Purification 喜悅淨化	35	
保持隱蔽免於八卦威脅，保護女性後頸能量點。	蘭花	Knight's Cloak 騎士斗篷	36	
適合各年齡層的女性，特別是年過 50 的女性。	蘭花	Life Cycle Renewal 更新生命循環	37	
釋放女性在男性所主導社會的限制或虐待，增加覺醒。	喜馬	Golden Dawn 金色拂曉	71	
智慧女人，美麗、優雅、接納、愛與維納斯的力量。	喜馬	Goddess 女神	73	
熱情表達、勇猛無懼和野性的女神。	喜馬	Red Kali 紅色卡莉	77	
協助女性營造出支持的氛圍來享受性行爲過程。	喜馬	Tantric Nights for Women 女性的譚崔夜		83
肯定與展現女性的肉體，接受美麗與自信。	富士山	美麗與調身	83	
金星通過太陽，綻放自身的美麗、祝福與讚美。女性閃耀光輝。	雷光	美神	92	
幫助女性接受並整合陰性面。對青春期的少女、50 歲後的女性、新手媽媽都有幫助，接受懷孕與母親身份是神性之禮。	海洋	Pink Amazon Dolphin 亞馬遜粉紅海豚		120
女性經期前可使用來穩定內部，幫助懷孕女性。	仙人掌	Earth Star Cactus 地星		136
女孩或女人無法解脫於原生家庭父系困境、對伴侶投射父親形象。	仙人掌	Inspiration cactus 啟發		137
更年期時的批評與情緒化，脆弱感與不穩定。	巴哈	Beech 櫸木	101	141

48 家族與祖先

家族與祖先	品牌	花名	手帖 1	手帖 2
調適離婚或親友逝世的變化。	非洲	Milkwood 牛奶樹	64	
逃學、戀家與很難適應學校生活，撫慰過度保護子女的父母。	非洲	Saffron Wood 番紅花樹	65	
清楚認出那在子宮內接收到不屬於我們的能量，釋放它們。	蘑菇	Womb with a View 孕育視野	74	
掙脫祖先意象中的受限觀點。	仙人掌	Inspiration Cactus 啟發		137
鼓勵不同世代的家庭與社會的和諧互動。	仙人掌	Love cactus 愛		137
參與的互屬情感，爭吵後還能接近彼此，加強團體或家族意識。	海洋	Alga 海藻		123
幫助人在處在黑暗時期的寂寞。協助家庭與團體的動態關係。	海洋	Angel Fish 天使魚		122
家與空間感覺歸屬，信任神的保護。	海洋	Crab 紅石螃蟹		123
家庭成員的共同喜悅與認同感，加強團體意識。	海洋	Sea Anemone 海葵		124
與過去的基因和文化源頭連結，意識與清理古老舊有模式。	麥田圈	64 Spiral Stonehenge 史前巨石群螺旋 2002		132

49 親子、兒童、內在小孩

親子、兒童、內在小孩	品牌	花名	手帖 1	手帖 2
懷孕與生產階段，具體與行動最高潛能。	蘭花	Fruits of Love 愛的果實	32	
子宮裡感覺不到愛，以為自己是不被需要、不被愛 。	蘭花	Love Beyond Love 超越之愛	38	
對感覺沒有被愛過與不被愛的孩童效果很好。	蘭花	Just Me 就是我	35	
移除在子宮期間有很多細微或非細微的妨礙能量印記。	蘭花	Moon Child 月亮小孩	39	
強烈向下的能量，分娩有關（懷孕期間勿用）。	蘭花	Moss 苔蘚	39	
自我中心與孤獨，無法有共通的靈魂中的連結。	蘭花	Solus 獨生子女	49	
青少年或成年期，在心輪有不合適的壓抑狀況。	蘭花	Thymic Heart 心中央		64
帶來溫柔、舒服與給力不間斷的擁抱，適合小孩使用。	蘭花	Unconditional Snuggles 無條件擁抱	55	
如同母親對新生兒一般，以無條件的愛裹住一個人的氣場。	蘭花	White Beauty 純白之美	57	
與內在小孩連結，喚起喜悅與純眞。	喜馬	Childrens Flower 孩童之花	71	
清楚認出那在子宮內接收到不屬於我們的能量，釋放它們。	喜馬	Womb with a View 孕育視野	74	

親子、兒童、內在小孩	品牌	花名	手帖 1	手帖 2
噴霧款針對壓力與焦慮，焦躁嬰兒可噴在枕頭幫助睡眠。	非洲	Cherry Wood 櫻桃樹	63	
逃學、戀家與很難適應學校生活，撫慰過度保護子女的父母。	非洲	Saffron Wood 番紅花樹	65	
無須爲了生存而努力如小孩一般，這是我的喜悅世界。	雷光	輪花	95	
喚醒內在的喜悅，這是送給你內在小孩的禮物。	雷光	聖誕內在小孩		105
對於生產、新生寶寶都有更好的和諧感，孩子在學校表現得更好。	海洋	Dolphin 海豚		120
有孩童般的喜悅，辨識療癒內在小孩、讓內心再度喜悅，享受生活。	海洋	Beluga 白鯨		120
可活化第 2 與第 5 脈輪與後頸部的能量，讓人享受內在小孩。	仙人掌	Love cactus 愛		137
釋放巨大的靈性負擔，提供喜悅跟智慧並連結到內在小孩。	仙人掌	Joyful Opuntia 喜悅		137
幫助對看不見力量過度敏感的孩童，帶來力量、自信與安穩。	巴哈	Aspen 白楊	101	141
對手足或同儕的批評態度與衝突，來自高度批評的家庭與童年。	巴哈	Beech 櫸木	101	141
總是扮演和平使者的好小孩，缺乏力量的母親與順從小孩。	巴哈	Centaury 矢車菊	101	141
因小孩生病而壓力失控的母親，懷孕時感到失控無法再承受。	巴哈	Cherry Plum 櫻桃李	102	142
有學習困難的小孩、學習緩慢。	巴哈	Chestnut Bud 栗樹芽苞	102	142
老人家如小孩因不安全感而索取關注、親子間的情緒勒索。	巴哈	Chicory 菊苣	102	142
青少年想要找到自己的方向時，幫助解決問題與掌握生活。	巴哈	Larch 落葉松	104	145
驅散你的陰暗烏雲氛圍，對於青少年的衝突情緒也很有用。	巴哈	Mustard 芥末	105	145
適合給身爲單親家長而感覺完全疲憊的人。	巴哈	Olive 橄欖	105	146
在家庭與伴侶的關係中太認同自己是照顧者。對他人福祉的無條件關心。	巴哈	Red Chestnut 紅栗花	105	146
人生重要決定時刻，例如出生、更年期、分居、離婚、親人去世。	巴哈	Walnut 胡桃	107	148

50 療癒師、助人者

療癒師、助人者	品牌	花名	手帖 1	手帖 2
幫助個案全然處在當下。	蘭花	Being Present 處在當下	22	
光工作者受到黑暗挑戰時，給予多層保護的力量與穩定感。	蘭花	Soul Shield 靈魂盾牌	50	
過濾情緒和能量的垃圾，自我保護的空間，管控能量進出。	蘭花	Sorcerer's Apprentice 魔術師的學徒	49	
給光工作者帶來保護與毅力，適合在特別艱難的任務或失去動力時使用。	非洲	Whale Song Wisdom 鯨魚之聲	66	
覺察阻斷眞理的傷口，淨化個案體內被截斷的能量點。	喜馬	Chiron 凱龍	71	
與自然的基本生命力接觸，對身處市區內工作的治療師有幫助。	喜馬	Healing 療癒	72	
爲療癒師自或個案的困難，帶來淸晰的理解、專注、洞見。	喜馬	Tracking 追尋軌跡	73	
消除對他人的擔憂，成爲強大的支持，適合醫護人員、心理師和教師。	巴哈	Red Chestnut 紅栗花	105	146

51 領導者

領導者	品牌	花名	手帖 1	手帖 2
處在領導者位置並曝露在多種外在干擾下。	仙人掌	Golden Barrel cactus 金黃鼓仙人掌		136
幫助人營運公司，協助第 2 與第 4 脈輪，啟動內在能量。	野花	Orange Red Lily 橙色百合		140
想控制人的慾望，學會放下控制，促進同理心與領導能量。	巴哈	Vine 葡萄	107	148

52 第一脈輪

第一脈輪	品牌	花名	手帖 1	手帖 2
在深層的冥想後更加札根落地，正常的生理時鐘失調時也可用上。	蘭花	Earth Element 土元素	30	
看見本源，淸除低階脈輪所不想要的負面印記。	蘭花	Blue Angel 藍色天使	23	
長途旅行與時差適用，讓身心都一起抵達。幫助個人全然處在當下。	蘭花	Being Present 處在當下	22	
把能量帶進身體最根本的（第 1,2,3）脈輪，淸理第 1 與第 2 脈輪。	蘭花	Coming Home 回家	26	
強烈影響第 1 和第 2 脈輪，滋養在懷孕或生產階段。	蘭花	Fruits of Love 愛的果實	32	
淨化男性與女性的海底輪，處理性虐待的議題。	蘭花	Joyous Purification 喜悅淨化	35	
喚醒腳底脈輪，向下扎根的能量。	蘭花	Moss 苔癬精素	39	

第一脈輪	品牌	花名	手帖 1	手帖 2
清理第 1,8,10,1 脈輪中古老的負面能量模式，並與更高層脈輪相結合。	蘭花	Renewing Life 更新生命	43	
可清理第 1 和第 2 脈輪，釋放隱藏的議題，趕走深層的負面能量。	蘭花	Rising Against the Dark 揚升禦黑		63
整合陰影面，停止陰影互動。能量下降到因果體的海底輪，清理觀點。	蘭花	Shadow Warrior 陰影戰士	47	
連結我們與大地之母，身體與心靈進化的核心基礎。	蘭花	Shungite 次石墨		63
提供多層保護，帶來光、安全、力量穩定感。	蘭花	Soul Shield+ 靈魂盾牌	50	
助淨化第 1 和第 2 脈輪的種族阻塞與祖先模式。	蘭花	Spirit of Life 生命之靈	52	
身體調整好的框架，讓落地的能量流向內在，讓心的周圍也更有空間 。	蘭花	Thoracic Alignment 挺胸調整	53	
強力供給第 1 和第 2 脈輪的能量，強烈起而行的影響。	蘭花	Vital Core 活力核心	56	
安穩惡夢與未知事物的恐懼，開啟海底輪，調適離婚或親友逝世的變化。	非洲	Milkwood 牛奶樹	64	
強化性與生命的能量，協助物欲焦慮、無法札根、隱性的恐懼。	喜馬	Down to Earth 腳踏實地	70	
第 1 脈輪的原始傷痕和功能失調，特別是關於性能量議題。	喜馬	Spider Fungus 蜘蛛菇	74	
加強第 1 脈輪的活力，感受力增強，日常的性能量與身體活力穩定札根。	蘑菇	Get Down 落地扎根	76	
給第 1 脈輪的第一個細胞的能量補充，與地球的原初之力連結。	深海	Ocean No.3 深海精素 3 號		126
生命創造 DNA 融合後，原初不曾受干擾的第一個細胞信息。	深海	Ocean No.15 深海精素 15 號		126
有助於與他人的輕盈交流，安全、輕鬆與自由來過生活。	深海	Ocean No.19 深海精素 19 號		126
淨化第 1 脈輪能量，根除情緒的有害素質，提供札根在大地的感受。	仙人掌	Earth Star Cactus 地星		136
解除胸口的束縛感，啟動第 1 脈輪，幫助人找到安穩並且成爲自己。	仙人掌	Grounding opuntia cactus 落地		136

第二脈輪	品牌	花名	手帖 1	手帖 2
有力量的清理，移除業力的印記及渣滓非常實用。	蘭花	Fire element 火元素	31	
在第 2 脈輪內創造逆電流，掌控過盛的性能量。	蘭花	Base Regulator 調節根基	22	
對第 2 脈輪的振動有重要影響，增加敏感與保護。	蘭花	Core Release 釋放核心	27	
喚醒第 2 脈輪之美，表達眞正性能量的天性又可守護神聖椎底。	蘭花	Defender of the Source 本源防禦	29	
滋養懷孕或生產階段，協助生產相關的第 2 脈輪，清理能量通道。	蘭花	Fruits of Love 愛的果實	32	
引第 2 脈輪的氣往上並帶入心輪，讓第 6 脈輪的洞察力增加能量。	蘭花	Fruits of Courage 勇氣果實	32	
對不願投胎化爲肉身的人們很有幫助，能量往下帶到第 2 脈輪。	蘭花	Hara to Heart 推腹至心	33	
滋養兩人之間愛和羅曼蒂克關係，表達自己眞實與美麗的愛意。	蘭花	Love's Secret 愛的秘密	38	
與第 2 脈輪區的能量群密切有關，並且能夠移除障礙讓情緒進化。	蘭花	Moon Child 月亮小孩	39	
第 2 脈輪內緊抓不放的潛意識模式，打破低能量和低成就的惡性循。	蘭花	Sacral Release 神聖椎底釋放	44	
作用於第 1,2,3,6,7 脈輪的淨化，讓第 2 脈輪區域增強，更新命門。	蘭花	Sacral Regulator 神聖椎底調節	45	
清理在第 1、2 脈輪的祖先記憶，重新點燃性能量與性慾。	蘭花	Source of Life 生命源頭	51	
釋放阻塞的能量，解決此處的陰影面，起而行的影響。	蘭花	Vital Core 活力核心	56	
下半身脈輪的能量重新校正，與內在深處的靈性渴望校正一致。	蘭花	Vital Clarity 活力清晰	56	
釐清第 2 脈輪的陰影與混亂包袱。	蘭花	Vital Defence 活力防禦	56	
青春活力、平衡陰陽能量、維持關係中的平衡，依存議題。	非洲	Rock Alder 岩赤楊	65	
滲透內化的憤怒、生產時的創傷、對死亡的恐懼。	喜馬	Wellbeing 幸福	70	
清除卡在第 2、第 3 脈輪的緊繃，療癒身體、情感與家庭的痛苦。	蘑菇	Assimilation 深層療癒	76	
定位自己、找到自己的空間，能量作用在第 2 脈輪。	深海	Ocean No.4 深海精素 4 號		126

第二脈輪	品牌	花名	手帖 1	手帖 2
用光來清理黑暗的情緒並能強化能量體，對第 2 脈輪有影響。	深海	Ocean No.18 深海精素 18 號		126
對第 2 脈輪有強烈影響，經驗到性與第 4 脈輪的完整連結。	仙人掌	Love Cactus 愛		137

第三脈輪	品牌	花名	手帖 1	手帖 2
讓人願意接受來自心靈的慷慨與豐盛，加強太陽神經叢。	蘭花	Crystal Element 水晶元素	28	
療癒第 3 脈輪的能量結構，與消化主題有關。	蘭花	Centre Renewal 核心更新	25	
專注於第 3、第 4 脈輪與 Ajana 中心，面對來自外部的挑戰。	蘭花	Eye of the Tiger 老虎之眼	31	
由第 3 脈輪開始運作清理小我，然後進展到第 25 脈輪。	蘭花	Highest Reflection 至高反照		61
從第 3 脈輪開始向上作用到 21 脈輪。	蘭花	Kuan Yin 螢石觀音	36	
有如兩人和諧共舞那般進入太陽神經叢，也會影響眉心輪與喉輪。	蘭花	Laughing Butterflies 微笑蝴蝶	37	
認同並看見內在的美好，協助開啟新的冒險，揭開欺騙自己之事。	蘭花	Liberation / Deception 解放 / 欺瞞	37	
主要運作在太陽神經叢的困住情緒，接觸自己該往的靈性道路。	蘭花	Ruby 紅寶石	44	
主要落在身體與第 3 脈輪，溫和而立即地補充我們的能量。	蘭花	Serene Power 安詳力量	46	
處理第 2,3 脈輪的過度運作，讓我們管理能量過度的運作。	蘭花	Sympathetic (P) 副交感	52	
針對第 3 脈輪深層療癒，對靈魂此生的深層目標有承諾。	蘭花	Voice of Courage 勇氣之聲	57	
開啟第 3 脈輪，有勇氣和信心，改善專注、猶豫不決和拖延。	非洲	Wild Peach 野桃樹	66	
強化個人的獨特性與自我價值，提升低自尊、個人力量與生命目標。	喜馬	Strength 力量	70	
淨化身體通道，並為第 3 脈輪帶來放鬆和釋放，讚嘆與感激身體。	蘑菇	Liver Lover 愛活	76	
遭遇到創傷經驗的受創小孩或成人就可跨越恐懼，更輕鬆的呼吸。	海洋	Sea Slug 海蛞蝓		124

54 — 第三脈輪

第三脈輪	品牌	花名	手帖 1	手帖 2
用於專注與札根之需，可呼應太陽與生命之樹的能量。	深海	Ocean No.12 深海精素 12 號		126
運作在心輪和太陽神經叢，透過重要能量點吸收喜悅跟信心的振動力。	仙人掌	Joyful Opuntia 喜悅		137
面對情緒潮汐時處在黑暗中，淨化與促進第 3 脈輪的能量更新。	仙人掌	Queen of the Night Cactus 夜后		137
對第 3 脈輪的情節、深度情緒創傷、負面思考等過度負擔時。	仙人掌	Shadow Cactus 陰影		138
鼓勵你發展自信跟個性，讓內在成長，培養肯定自我價值與獨立。	野花	Buttercup 奶油杯毛茛		139

55 — 第四脈輪

第四脈輪	品牌	花名	手帖 1	手帖 2
影響到第 27 脈輪之上，對於骨盆的 DPS 和第 4 脈輪也有用。	蘭花	Metal Element 金屬元素	39	
覺察心輪之光、打開喉輪，連結內在智慧。	蘭花	Golden Radiance 金黃煥發	32	
古埃及生命之符安卡，靈性層次的純粹，連結所有存有本源。	蘭花	Golden 24K 黃金精素	33	
釋放心輪的情緒阻塞、對他人與自己都慈悲。	蘭花	Healing the Higher Heart 療癒更高之心	34	
快速讓我們放下心中的情緒武裝，體驗無止盡的能量流動。	蘭花	Heart of Light 光之心	34	
治癒並打開心輪，夠恢復原生的力量和勇氣。	蘭花	Higher Courage 更高勇氣	34	
進入心輪區，有點像瓶刷般清理一切，開啟心輪。	蘭花	Hive of Heaven 天堂巢	35	
深刻覺察到我們在心中所珍視的東西，誠懇表達。	蘭花	Messenger of the Heart 心的使者	39	
以有力的漩渦與星星連結，這個花精錨定在心輪。	蘭花	Poseidon's Trumpet 波賽頓曼陀羅花	41	
白色之光帶到更高心輪、眉心輪和生殖輪。	蘭花	Purity of Heart 心的淨化	41	
溫暖的心，帶來愛、喜悅與幸福感，從第 2,3,4 脈輪揚升與療癒。	蘭花	Raising Flame 揚升火焰	42	
自責感與羞愧感會阻礙療癒，並壓縮到心輪。	蘭花	Redemption Dream 清償之夢	43	
讓更高心輪的能量與心的靈性殿堂溫柔地融合。	蘭花	Spirit of the Higher Heart 更高心之靈	51	
有和諧的第 4 脈輪與第 7 脈輪，才能有真正的療癒。	蘭花	Temple of Light (5) 光的聖殿 (5 花)	52	
清理心輪周圍一連串的能量接受點。	蘭花	Thymic Heart 心中央		64

第四脈輪	品牌	花名	手帖 1	手帖 2
在痛苦的事件中能夠客觀，寬恕他人或自己的所有過錯。	非洲	Hard Pear 硬梨樹	64	
代表基督意識，能點亮我們的心輪，化解苦澀和憤怒。	非洲	Spike Thorn 荊棘樹	65	
從極度批評，擴張到對世界的愛，有利他之心與分享的動力。	喜馬	Ecstasy 狂喜	70	
特別用於胸部，能打開並釋放壓力，給心輪帶來壯闊之感。	喜馬	Expansion 心輪擴展	71	
溫和打開心輪，無條件之愛充滿，喜悅、平靜與歡樂。	海洋	Dolphin 海豚		120
克服陰影與恐懼，能量專注在心輪，發展內在信任並與神性連結。	海洋	Orca Whale 虎鯨		121
活化療癒能量，運行所有脈輪，最好使用區域在心輪。	麥田圈	214 Potterne Field 麥毒形		133
所有療癒能量都是透過心輪來流動。	麥田圈	215 Angel 心天使		133
連結心中的本質力量，更新思緒，以心的驅動來整合心智力量。	仙人掌	Earth Star Cactus 地星		136
隱藏在厚實窗簾的感覺，讓胸口的束縛感可被破解。	仙人掌	Grounding Opuntia Cactus 落地		136
運作在心輪和太陽神經叢，吸收喜悅跟信心的振動力。	仙人掌	Joyful Opuntia 喜悅		137
對第 2 脈輪有強烈影響，讓人能夠經驗到性與第 4 脈輪的完整連結。	仙人掌	Love Cactus 愛		137
打開心房，鐵漢柔情，慈悲的心與愛的品質。	仙人掌	Noble Heart Cactus 神聖之心		137
適合給沒有安全感的人、伴侶或人際關係中需要個人價值的。	野花	Bleeding Heart 淌血之心		138
提供你勇氣與能量，擺脫破壞性的悲傷情緒，療癒第 4 脈輪。	野花	Borage 琉璃苣		138
用於心裡的愛、回饋眞情，不嫉妒也無憤恨。帶來愛的體驗。	巴哈	Holly 冬青	103	144

56 — 第五脈輪

第五脈輪	品牌	花名	手帖 1	手帖 2
拉近我們與植物王國的自然之美之間的距離。	蘭花	Wood Element 木元素	58	
覺察心輪之光、打開喉輪，連結內在智慧。	蘭花	Golden Radiance 金黃煥發	32	
慶賀自己獨特的個性，不要被他人的投射和期待所影響。	蘭花	Just Me 就是我	35	
協助解除因恐懼而凍結的能量，讓喉輪恢復流動。	蘭花	Mercutio 墨古修	38	
高於心輪與低於喉輪之處，帶來一種細緻、美麗與愛的能量。	蘭花	Necklace of Beauty 美麗頸鍊	39	
意識到聲音與語言的責任，並對自己眞誠，更明白自己深刻的誓言。	蘭花	Songline 歌之徑	49	
藍水晶般能量能刺激喉輪，允許來自其他脈輪的能量展現。	蘭花	Spectrolite / Labradorite 光譜石／拉長石	51	
修復喉輪以太母體內的舊裂痕，伴著地球的律動而行。	蘭花	Walking to the Earth's Rhythm 大地頻行	57	
用聲音自由表達，放鬆和安慰的力量。	非洲	African Wild Olive 非洲野橄欖	63	
強化表達能力與溝通技巧，降低害羞、忐忑不安或不願意變通。	喜馬	Authenticity 眞實	70	

57 — 第六脈輪

第六脈輪	品牌	花名	手帖 1	手帖 2
淨化與移除能量渣滓，冥想前使用。	蘭花	Water Element 水元素	57	
對第三眼經驗的靈視探索很有用。	蘭花	Direct Vision 直接靈視	29	
個案曝露在的負面能量刺探之下的保護，第三眼會有強烈的轉變之感。	蘭花	Defender of the Light 光之防禦	29	
清理眉心輪與頂輪，培養和諧與專注的心智。	蘭花	Emerald 綠寶石精素	30	
引導第 2 脈輪的氣往上並帶入心輪，讓第 6 脈輪的洞察力增加能量。	蘭花	Fruits of Courage 勇氣果實	32	
看到靈性道路上阻礙進步的陰影和恐懼，加深思考。	蘭花	Guardian of the Inner Journey 內在旅程守護者	33	
深層影響第 6 脈輪，對天使界方面的覺察，往更高的層次打開。	蘭花	Violacea Veritas 紫色眞	55	
強化直覺力，帶來專注與清晰，看到更大的藍圖，連結內在智慧。	非洲	Fine Ironwood 鐵樹	64	
加強冥想與千里眼之能力，改善注意力不集中，降低孤立疏離感。	喜馬	Clarity 清晰	70	

第七脈輪	品牌	花名	手帖 1	手帖 2
振奮人心的精素，能夠減輕負荷，帶給靈魂喜樂。	蘭花	Air Element 風元素	21	
更有批判性的思考和決策，清晰思維又有活力。	蘭花	Active Serenity 活躍安穩	21	
幫助人解除矛盾跟壓力，開啟頂輪。	蘭花	Being Within 在內心中		60
不再執著過去，溶解過往行爲或業力。	蘭花	Behold the Silence 注視靜默	22	
記錄大廳找到上帝之語及創造的智慧。	蘭花	Crown of Consciousness 意識之冠	27	
螺旋形且非常活躍的能量，重新校準開啟了頂輪的智慧層面。	蘭花	Shiva's Trident 濕婆三叉戟	48	
重建頂輪光圈，意識到聲音與語言的責任，與天使界詩歌連結。	蘭花	Songline 歌之徑	49	
保持空間能量純淨，協調心和頂輪去理解宇宙聲音。	蘭花	Temple of light(5) 光的聖殿 (5)	52	
用於緊急狀況、遠離麻煩之源或潛在的傷害。	蘭花	Unicorn 獨角獸	55	
開啟頂輪，幫助想發展通靈的人，讓內在意圖在現實中展現。	非洲	White Stinkwood 樸樹	66	
合一與身心靈的統合，降低分離孤立與低微的感覺。	喜馬	Flight 奔放煥發	70	
在金牛座的滿月之下製作，強化頂輪，配合冥想使用極佳。	喜馬	Lotus 蓮花	74	
由更高的視野來看自己。與高我、指導靈、高次元存有連結。	富士山	整合靈性及物質世界	82	

第八脈輪	品牌	花名	手帖 1	手帖 2
舒緩太過於要求完美與放鬆第 8 脈輪的緊張。	蘭花	Clearing the Way / Self Belief 清理道路 / 相信自己	26	
進入更高的內在能量校正，減輕卡在第8脈輪的壓力。	蘭花	Crown of Serenity 寧靜之冠	27	
當誤用靈性與力量時，釋放在第 8 脈輪的業力模式。	蘭花	Releasing Karmic Patterns 釋放業力模式	43	
清理第 1,8,10,12 脈輪中細胞層面裡古老而負面的能量模式。	蘭花	Renewing Life 更新生命	43	
強化宇宙之愛、四海之內皆姊妹弟兄的情誼，降低自我中心和自私。	喜馬	Gratefulness 感恩	70	

更高脈輪	品牌	花名	手帖 1	手帖 2
開始於第 4 脈輪，接而揚升越過第 21 脈輪，朝向永恆，超越群星。	蘭花	Clarity of Spirit 心靈清晰	25	
踏上靈魂旅程並且進化的需求，本性與神性連結。	蘭花	Clarity of Connection 連結清晰	25	
熱火與勇氣，可以從靈魂內在引發出深層的改變。	蘭花	Dragon Fire 龍之火	30	
能量運作到 27 脈輪，讓人能夠從更高層次的心靈來了解。	蘭花	Dragon Mask 龍面具	30	
第 12 脈輪會喚醒開端以進入時空的延續，神聖幾何起源的宇宙秩序。	蘭花	Heart of Light 光之心	34	
幫助人提高視野，從宇宙生命觀看集體意識問題，並延伸至第 29 脈輪。	蘭花	Higher Courage 更高勇氣	34	
從第 3 脈輪開始向上作用到 21 脈輪。	蘭花	Kuan Yin 螢石觀音	36	
通暢脈輪到 24 脈輪，帶來更深度的靜心冥想。	蘭花	Meditation 靜心冥想		62
強力的精素，影響到第 27 脈輪之上，也對於骨盆區 DPS 和第四脈輪有用。	蘭花	Metal element 金屬元素	39	
修復心輪與前世創傷、強作用於 20～29 脈輪。	蘭花	Purity of Soul 靈魂淨化	41	
頂輪處的阻礙被此花精推到磁場層之外，垂直地擴展的意識。	蘭花	Pushing Back the Night 推走黑夜	41	
往 22 脈輪揚昇，對宇宙有更深的理解。	蘭花	Seeds from Time 來自時間種子	45	
體悟到慈悲智慧的我是人人、人人是我的內在神性。	蘭花	Secret Wisdom 奧秘智慧	45	
通往群星的螺旋，重新校準再次與更高的目標結合。	蘭花	Spiral of Light 光之螺旋	51	
帶來內在專注的轉化，可點亮更高脈輪的道路。	蘭花	Stairway to Heaven 天梯		64
更高脈輪的活力，連結到人性中的心靈網，更廣大宇宙意識。	蘭花	True Connections 眞實連結	53	
對應心輪區域，是星光體連接到第 27 脈輪的通道。	蘭花	Thymic Heart 心中央		64
連結更高的八度音程，與更高的能量對頻，接收訊息。	喜馬	Astral Orchid 星際蘭花	71	
與心輪的八度音程有關，能夠藉此通往心的天使領域、慈悲以及至福。	喜馬	White Orchid 白蘭花	73	
開啟與第四次元、第五次元的鯨魚意識，經驗並有超越時空的覺察。	海洋	Finback Whale 長鬚鯨		120

更高脈輪	品牌	花名	手帖 1	手帖 2
深度冥想中注意到第五次元而能理解宇宙、地球跟所有生命的一切。	海洋	Humpback Whale 座頭鯨		120
連結第四次元，我們會意識到時空是一種假象，所有事情都是相連的。	海洋	Pilot Whale 領航鯨		120
發散巨大的音頻，連結第四次元與第五次元，覺察大家都是彼此相連。	海洋	Right Whale 露脊鯨		121
與第五次元相連，保存 DNA 源頭的能量。	海洋	Sperm Whale 抹香鯨		121
與第五次元連結，與光連結的潛力與創造力。	海洋	Orca Whale 虎鯨		121

官網

線上學苑
（第二官網）

Line@

YouTube

Instagram

Facebook

官網	http://www.feftaiwan.com
線上學苑（第二官網）	http://www.feftaiwan.com.tw
Youtube	https://www.youtube.com/@FEF，或查詢花精之友
Facebook 粉絲頁	https://www.facebook.com/feftaiwan
Line@ID	@feftaiwan
Email	fef@HealingOrchids.tw
Instagram	https://www.instagram.com/feftaiwan/